酒のやめ方講座

中本新一
Nakamoto Shinichi

社会評論社

酒のやめ方講座　＊目次

開講のあいさつ

日本社会が、飲むことと酔うことに超寛容な飲酒文化をもっていることは、よく知られた事実ですが、わが国の大量飲酒者やアルコール依存症者の数も、国際的には多いほうです。

大量飲酒者とは一日に平均五・五合以上の清酒を飲む人のことで、私などよくそれだけ飲めるものだと驚くのですが、大量飲酒者は別として、アルコール依存症者はさぞかし苦しい毎日を送っているだろうと同情します。アルコール依存症に罹患してからの酒は、酒好きなどという範疇を越えたもので、強烈な切迫感があって、苦痛の多い結果になることがわかっていながらも飲まずにいられないのです。アルコール依存症者は、配偶者や子ども、親など身近なものを傷つけ、病気に巻きこみながら進行し、平均五一歳で死んでいくのですが、その死はたいへん淋しいといわれています。

実は私もアルコール依存症者です。正真正銘の酒害者であります。昭和五八（一九八三）年二月にどうすることもできなくなって担ぎこまれた専門病院で、有名な専門医から「中本さんは完全なアルコール依存症ですよ」と診断されました。即、自助グループにつながり、地を這う思いで例会にかよい、診断された日から現在三四年六か月が経ちますが、世間の人は容易に信用してくれないのですが、医者にやめるようにいわれた日を境に一滴も飲まずに今日まできています。私は断酒会に軸足をおきながらＡＡ（Alcoholics Anonymous アメリカ型匿名断酒会）のミーティングにも精励しました。

いまも欠かさず例会にかよっているのですが、七二歳まで断酒してきて、こころを痛めていることは、断酒という営みやアルコール依存症というものが世間の人びとによって大きく誤解されているという事実です。世間には迷妄《めいもう》、すなわち「酒はやめられない」、「飲酒ほどの快楽は他にない」「アルコール依存症者は虫ケラのようにつまらない」という謬見が信憑性《しんぴょうせい》をもって流布しているのですが、これが非常に腹立たしい。

自助グループの歴史がふるくなり断酒文化の蓄積も厚みをましていますから、実は少々の努力で酒を断ちつづけることができるのです。

自助グループを知れば、酒を飲まずに生きている人の数の多さに仰天するでしょう。

自助グループで活動しつづければ喜びや感動が倍加します。酒をやめたら、三度の食事がうまく、身体がかるく、よく眠れ、頭の切れもシャープでいつも意欲的でいられるのです。アルコール依存症の身でありながら断酒人になってからプロ野球の球団社長になって、チームのリーグ優勝に貢献した人もいますし、卑小な私自身にしても、日本の酒害を大幅にへらす研究で六三歳という老齢で博士号をいただき、またアルコール依存症を啓発する本も一一冊公刊してきました。

例会（AAならばミーティング）はほんとうにいいものです。

例会にでれば、仲間の体験談が合わせ鏡のように作用し、聴くものに自分の死角を見せてくれますし、アルコール依存症者の波乱万丈の人生がトルストイやドストエフスキーの大作品なみの迫真力で訴えてきます。

体験談というのは、世界文学に匹敵するほどの感激と教訓をもたらします。「こんなところで人生の糸口がまちがっていたのか」と気づくことがたいへん多い。例会にでれば元気がでます。自分よりくるしい環境にありながらも立ちなおろうとする仲間のことばと姿勢が聴いているものを勇気づけます。

アルコール依存症は、スティグマに満ちて悲惨な病気だと解されることが多いのですが、ほんとうは負のイメージだけのものではないのです。

アルコール依存症と診断されたらショックをうけるでしょうが、考えてみれば私たち凡人は試練がなければ目覚めることがないわけですから、アルコール依存症の診断を契機にいい方向に舵をきることもできます。「艱難汝を玉にす」という格言どおり、アルコール依存症という病気に前むきに対処していけば、困難を乗りこえることにより大きく成長、発展できるのです。だからアルコール依存症と診断されたら、発展や成長の機会をあたえられたと解釈して喜べばいいのです。

何十年も昔、自助グループの入口ふきんで、「永くやめられるのは一〇〇人に一人だけ」とヒソヒソと語られていましたが、この同じセリフが今日でもつぶやかれています。それほどまでに断酒継続にはむずかしい局面がたしかにあるのですが、それは基礎的な部分でつまずくからです。ひとつは、仲間にかかわって自らの断酒も在るということを知らないから横道にそれるのです。仲間とともにやめていかないからつまずくのでしょう。自助グループ全体の利益を優先してこそ個人も酒をやめられるのです。

幅のひろい思考力がとぼしい場合もつまずくでしょう。

さらになにを目的にしてやめていくのか、という戦略が欠かせない。自助グループに入会してからのことですが、飲まない日数をのばしていく戦略でいいのか。それとも、人格面の向上を優先しなければ、いずれ飲むのか。断酒期間か人格か。こういうテーマに即応した断酒戦略でないといつか破綻するのです。

酒をやめなければならないのはアルコール依存症者や大量飲酒者だけではありません。肝臓疾患、糖尿病、高血圧、心臓疾患、うつ病も長期の断酒が必要でしょう。

私はこれから「酒のやめ方講座」を述べていきますが、酒をやめたい人、酒をやめねばならない人に喜んでいただくものにしたいと思っています。

＊朝例会

私（「朝例会」の筆者）の父母は田舎町で八百屋をやっていました。私の小学校の低学年ごろまではよく繁盛していたと思います。隣が本屋さんで、老夫婦の経営でしたから、父母も商売が暇なときに頼まれて本を町内に交代で配達していました。

高学年になったころから父の酒が変になりました。量が多くなって、夕食のまえに飲んで、夕食時にも飲んで、寝るまえにも飲む姿がみられるようになったのです。暴力を振るうようになりました。刃物を振りまわして、母に酒を買ってこい、と脅すようになりました。母が買いにいかないと湯呑みをなげて窓ガラスを壊したり、部屋中に水をまいたりするので、母は泣く泣く買いにいきました。昼にも近所の自販機で買った冷酒を飲むようになりました。

客足が遠のくと、野菜や果物が売れ残り、母や私、それに弟はふるくなった、痛んだ、はっきりいうと腐りかけた野菜や果物を食事時にたべないといけなくなりました。腐りかけたカボチャを焚いてご飯にかけ、腐りかけたネギやキャベツをおかずにして食べる食事は美味しくありません。

店が傾いてくると、父はおもしろくないのでしょう、酒の量がいよいよふえ、お客さんに威圧的になりました。母は低学年のころから、父は腰低くお客に接することができないと嘆いていました。いつでも平身低頭ができてこそ商人だと母がいっていました。

買え、売ってやる、という態度を取るのは父の前職に関係していたようです。父は高校を卒業してから警察官になっていました。父は酒に酔えばきまって警察時代のことを懐かしそうに話していました。表彰されたこともあったらしい。県警本部長からの表彰状をみせて事件の概要を説明するときが幸福そうでした。警官をやめざるをえなくなったのも、せっかく捕まえた犯人を交番で逃がしたからだと母がいっていました。その失敗も母によれば酒が原因だったようです。それで、八百屋に転業したそうです。

警官とは人をみたら犯人と思うのでしょうか、または指導しないといけないと思うのでしょうか、偉そうな態度でお客さんに接し、買え、売ってやるというような態度をみせるのです。客があまり来なくなると、本屋の配達に頼る傾向がふえましたから、母は本屋の店員みたいと嘆いていました。

私が中学生になってから酒量がいちだんと増加するとともに仕事をせず一日中飲むようになりました。店は戸板で閉ざし、母の配達だけで親子四人がまずしい暮らしをするようになりました。父の大暴れを怖れて、私も母も弟もビクビクしながら生きていました。

中一の五月の連休の昼間に暴れ、家具もテレビも窓も壁も壊され、暗くなるのが怖かった。夜、いつでも逃げだせるように服を着て寝ていたら父が刃物を振りまわします。暗い夜道を走って隣町の伯父の家まで母、私、弟が逃げました。一時ごろもどってきたら父は庭で寝込んでいました。

その年の夏に父は脳卒中で急死し、母は町内の鉄工所の事務員になりました。

二年後に私も鉄工所の社長の紹介で、隣町の鉄工所に就職し、事務を執るようになりました。

中学校の恩師の勧めで定時制高校に通わせてもらいました。
夏休みになっても、私たちは夜、高校の教室にあつまりました。仕事をもったものがあつまって励ましあいをしていたのです。

二四歳で見合い結婚をすることになりましたが、主人はサラリーマンです。主人は、やさしい人で、見合いの席では「酒はすこし嗜むていど」といっていましたが、新婚旅行では毎日、大酒を飲み、私は不安でいっぱいになりました。酔えば、財布や時計を失うわ、一張羅《いっちょうら》の背広に大穴をあけるわ、プラットホームに寝こむわ、それはひどい酒飲みです。出産まえに実家にもどってから、子どもが生まれても主人の下に帰りませんでした。

実家で暮らしているときに主人は酒が原因で入院していたらしい。二か月ほど経ってから同じ病院に二回目の入院となりました。そのとき、病院のケースワーカーがたずねてきて、断酒に協力してあげてほしいと要請され、主人の下に帰りました。

アルコールの専門病院が在ることにおどろきました。主人がアルコール依存症であることにはもっとおどろきました。出席してほしいという要請で、私が顔をだした家族教室や酒害教室で、この道三〇年の院長先生が、アルコール依存症の人は、ほんとうは繊細すぎるほど繊細でやさしい、と言われました。能力も高い人が多い。幼いころに悲惨な体験に遭ってこころに傷を負い、長じて傷みを鎮めるように酒に溺れるようになっている。周囲の無理解や向けられてきた偏見から、ひどく孤独なっていて、人間不信におちいっている場合がありますとおっしゃいました。

家族教室、酒害教室だけでなく本からもアルコール依存症の勉強をしました。ハッとおどろいたことは、亡くなった父親もアルコール依存症であったのです。やっと父を赦せるようになりました。実家のうごきに辻褄《つじつま》があうようになりました。そうでなければ、いつまでも父に恨みと憎しみをもっていたことでしょう。私は家族教室、酒害教室に感謝しています。

いま主人は入院中ですが、一足はやく、私はひとりで朝例会に出席しています。主人と肩をならべて例会に通い、待ちうけているだろう困難に立ちむかい、乗りこえ、夫婦いったいになって歓喜にふるえる日が到来することを切望しています。

初めての朝例会で、体験談として、私がたどってきた道程を話し終わったとき、みなさんがさかんに拍手してくれました。この暖かさ、やさしさを私は生涯忘れたくないのです。

第一講　酒と日本人

飲み過ぎが約三四三九万人

縄文時代から日本人は酒をつくり、酒を飲んで酔ってきましたが、その歴史はゆうに一万年を越えています。結局、私たちは毎日の生活のなかで酒を飲んで大いに益した反面、損もかさねてきたといえそうです。酒は適量を飲んでいれば、明るい気分になり、ストレスも一時的になくせ、熟睡もでき、いわゆる「Jカーブ効果」も期待でき、要するに「百薬の長」といえるかもしれません。しかし、適量をまもっていくことがたいへん難しい。巷には、過剰飲酒のために、地位も財産も名誉も健康もみんな喪ってしまった人びとが少なくないのですが、「気ちがい水」と評されるほどの飲み方をしたのでしょう。日本の飲酒人口は約六三〇〇万人ですが、樋口進先生と尾崎米厚先生が、適量を越えて飲酒している人の数を調査しました。日本人の場合、適正量は清酒だと一日平均一合弱なのですが、両先生の調査・研究から約三四三九万人が、一日に一合以上を飲む「飲み過ぎ」であると判明しました。私などは、日本人の「飲み過ぎ」が五八%にもなっているという事実にたまげ、適量をまもることの難しさを再確認しました。

酒は、食糧、飲み物、薬物という三つの属性をもっています。空腹をみたす食べ物であり、渇きをいやす飲み物であり、同時に致酔性・致死性・依存性をもつしたたかな薬物でもあります。表1のとおり、アルコールは麻薬に劣らないほど依存性が強力です。

表１　依存性薬物の分類

依存の型	中枢神経作用	身体依存	精神依存	耐　性	精神作用（離脱時）	精神作用（使用時）
モルヒネ型	抑制	＋＋＋	＋＋＋	＋＋＋	＋＋＋	＋
アルコール型	抑制	＋＋＋	＋＋	＋＋	＋＋＋	＋＋＋
コカイン型	興奮	－	＋＋＋	－	－	＋＋＋
大麻型	抑制	－	＋＋	－	－	＋＋
覚せい剤型	興奮	－	＋＋＋	＋＋＋	－	＋＋＋
シンナー型	抑制	－	＋＋	＋？	－	＋＋＋

清水新二『アルコール関連問題の社会病理学的研究』を参照して作成

こういう危険な薬物であるアルコールが、小学生でも利用できる酒類自販機で販売されていますが、これは国連に加入している約二〇〇か国のなかで日本においてのみ見られることなのです。欧米は、アルコールを社会的にコントロールしていて、その薬物性をしっかり管理していく方向にありますが、日本は伝統的に酒類を供給面で規制することには疎いのです。

酒類自販機は、灘のメーカーであるＯ酒造株式会社が昭和四二（一九六七）年に一合入り容器をカップ酒として売りだしたことに始まります。アッという間に他のメーカーも追随し、またたく間に全国を席巻して最盛期に約二〇万台が配置されていましたが、世の批判をうけて減り、現在、およそ六万台が稼働しています。

コンビニや一部スーパーが二四時間体制で酒類を販売していますが、深夜から未明にかけての時間帯にハイリスク・グループ、すなわち若者・女性・高齢者が少なからず酒瓶をかかえてカウンターにならぶということです。

アルコール政策というのは、酒類の製造、販売、消費にかかわる対策と、アルコールに起因する疾病や障害を減らす取組みをあわせたものを指し、北欧（特にスウェーデンとノルウェー）とアメリカで古くから発達し、また、そうしたことの学問研究も北欧やアメリカで進展し、たとえば、街の書店に行けばアルコール政策の書籍があふれるように並んでいます。

ちなみに日本の出版社は酒害を減らす研究書をほとんど刊行していませんが、これは国にも民間にもアルコール消費総量を減らしたいとするニーズがないからでしょう。

欧米では酒類の消費量をへらす政策を実施している

欧米先進国では危険な薬物でもある酒類に対する規制がすすんできました。

小売に対する規制のあり方として、ＷＨＯが日、時間、場所、店舗数密度をあげていますが、スウェーデンやノルウェーなどでは、政府による小売の専売制を実施している関係上、すべてが実現されています。恐ろしい気がするのですが、現在、日本には右の規制が四種類ともありません。もともと店舗数密度の規制があったのですが、酒類免許制度と規制緩和のからみで、平成一八（二〇〇六）年に撤廃されています。

小売を規制するのは、むろん消費量を削減するためであり、消費総量を削減することでアルコール依存症を中核にしたアルコール関連問題を減らそうとしているのです。

欧米には、土曜・日曜に販売しない、午後六時以降には売らない、文教地区や住宅地に小売店を開店しない、地域人口や小売店間距離を無視した店を開店しない、電波や印刷物ではアルコールの宣伝をしない、広告塔をつくらないという規制を実施してきた歴史があり、そうした政策的努力で消費量を減少させてきたことに国や民間が誇りにしています。小売を様ざまな観点から規制し、その効果については厳密で科学的な方法で追跡し、規制すれば消費総量が減少するという好循環が確立しているのです。

欧米では、アルコールに関連する問題の発生件数は、国民一人当たりの酒類消費量と正の関係にあることがひろく認識されています。つまり、「一人当たりの酒類消費量が多ければ多いほど、飲酒による各種の損害は国家的規模で大きくなり、逆に一人当たり消費量が少ないほど飲酒による国家的損害は少なくなる」とする総量抑制アプローチが欧米では常識になっているのです。

残念ながら、アルコール問題対策の発展途上国である日本では、酒価や小売や広告を適切に規制すれば消費量が減少し、一国全体の消費総量が減ればアルコールに関係する諸問題も減少するとする公理はまだ信認されていないのです。

ＷＨＯが「アルコール症」という用語を使い始めたのは一九六五年であり、そのころまでの日本では一般的に「アル中」ということばが飛びかっていたものです。そのＷＨＯが一九七六年に「アルコール依存症」の概念を提出しました。つまり、道徳的な問題であるよりも病気であると認定したのであり、治る可能性も示唆しました。

さらにＷＨＯは一九七九年に「アルコール関連問題」へと概念を展開させ、日本にもひろく浸透しました。

アルコール関連問題という概念は、アルコール依存症を中心にして、次のような飲酒に関連する諸問題をふくめたものです。①健康問題（臓器疾患、胎児への影響、ガン、心臓疾患、脳障害など）、②事故（飲酒運転事故、不慮の事故など）、③家族問題（離婚、児童虐待、ドメスティック・バイオレンスなど）、④職業問題（就業中の事故、欠勤、生産性低下など）、⑤犯罪・非行がそれです。

これらのアルコール問題の発生件数が、国民一人当たりの酒類消費量と正の関係にあることは先述しましたが、消費量はまた酒の価格と密接にむすびついています。初歩的な経済の法則からいえるように、酒価が上昇すれば消費量が減少し、酒価が低下すれば消費量が増大するのですが、このことを念頭に入れて表2をみてみましょう。

日本の酒類の相対価格の「安さ」

近年の総務省統計局の消費者物価指数をみると、酒類の相対価格（他の物価と比較した値段）は落ち着いていますが、長期的にみると、一九七〇年一月から二〇〇八年一月にかけて、物価一般（総合指数）は三・一七倍、食糧は三・〇九倍上昇しているのに対し、酒類の上昇は二・三二倍にとどまっています。つまり、二〇〇八年現在の酒類の価格は、一九七〇年にくらべ、他の物価よりも三割近く「安く」なり、買いやすくなってきたのです。

要するに、戦後の日本において酒は実質的にどんどん安くなり、そのゆえに日本社会で酒がよく売れ、消費総量が増大し、それがアルコール関連問題の多発につながってきたということです。酒類の、他の商品価格と比較した相対価格の安さは、酒害対策の上ではたいへん大きな問題ですが、わが国では重要視されずにいます。

表2 消費者物価指数および酒類等の相対価格

年代	総合	食糧	酒類
1970	31.8	32.8	42.2
1980	73.9	76.4	71.7
1990	92.5	93.1	96.0
2000	102.4	102.3	103.7
2008	100.7	101.5	97.8
1970-2010（伸率）	3.17	3.09	2.32

「平成17年基準　消費者物価指数長期時系列データ、品目別物価指数（昭和45年1月〜最少月）」総務省統計局　2008年3月28日公表

酒類の販売価格だけをみて、安い、高いといってもあまり意味がありません。相対価格こそたいせつな視点ですが、酒類の相対価格が低くなってきたのは、日本がそれだけ経済的に発展してきたからなのです。アメリカの酒の相対価格は異様に低い。ＷＨＯの資料によれば、アメリカには「ビール・コーラ比率」というモノサシがあるのですが、ビール価格のコーラ価格に対する比率は一・〇だそうです。

少々横道にそれますが、酒害を削減するために意欲的に政策実施しているアメリカに目をむけましょう。一九七〇年に制定されたヒューズ法が根拠になって多面的にシステムが改廃されました。同法によってアルコール乱用者と依存症者は、入院治療をうけねばならない義務を負うようになりました。一九七九年には職場における予防と治療のプログラムが導入され、EAPとして結実しました。

州によってまちまちであった法定飲酒可能年齢が二一歳で統一され、多くの州にビール樽登録法や酒場での接待法を研修させるサーバー・トレーニング法が導入されました。

遅れていた飲酒運転防止策でも、血中アルコール濃度法が改正され、飲酒運転者の車が売却されるようになりました。アメリカのアルコール政策が輝かしいのは、医療・保健・教育の分野で、アルコール依存症者や大量飲酒者だけでなく、社会に調和している、普通の健康的な飲酒者も取組みの対象とされたことです。

アメリカは、右のような野心的な政策にもかかわらず、アルコール関連問題が小さくなっていません。私は、その原因がふたつあると思います。ひとつはあまりにも酒の相対価格が安すぎるということです。これはアメリカ資本主義の圧倒的な力がもたらしたもので、相対価格の安さは酒害を大きいものにする側面があります。

もうひとつは、個人の権利を絶対的に重視するアメリカの伝統的なリベラリズムの存在です。路上の安全を願うのはいずれの国民にも共通していますが、アメリカでは一九八〇年代までは飲酒運転を取り締まらなかったのです。運転していても飲酒する権利、飲酒する自由が認められると官民が信じていたからでした。

横道にそれたついでというわけではありませんが、スウェーデンもみておく必要があります。スウェーデンでは、入手対策（製造の規制）、接近対策（酒類の販売の規制）、需要抑止対策（酒を欲しない健康づくり）という三領域にわたるコントロールによって、消費量が抑制されており、そのことによってアルコール関連問題の発生が抑えこまれています。

この国の屋台骨はノルウェーもそうですが、小売の専売制にあり、時間、日、場所、店舗数密度の四規制が完璧です。専売店の名称は「システムボラーゲット」であり全土に約四〇〇店が配置され、特約店も約三〇〇店です。この合計約七〇〇店以外では酒を購入できない仕組みになっていますが、スウェーデンのアルコール政策の要諦《ようてい》は「購買意欲打撃策」をとることにあります。つまり、消費者に酒を買う気がおきないようにすること、要するに酒店が遠いとか酒価が高いというような状況を強いるというわけです。

飲酒運転の防止策も厳格で、ＢＡＣ（血中アルコール濃度許容値）が０・２‰にさだめられているが、世界でいちばんきびしい。ＲＢＴ（ランダム呼気テスト）の実施頻度も常時なのです。レストランやホテルの年間販売量にもきびしい規制があります。

スウェーデンでは酒税が高いのですが、とくに蒸留酒はきわめて高い。実はアルコール度数の高い酒類ほど酒税率が高いのですが、これは度数の高いものほど健康を害する可能性が高いからです。アルコール度数の高い酒類、とりわけ蒸留酒の酒税を高く設定することで、国民の酒類消費にかんして、飲むのならなるべくビールを飲ませようとしているのです。

むろんスウェーデンでは、アルコール政策の目的が消費量の削減にあると法律にさだめていますが、同国では小学校一年からアルコール教育がはじまり成人まで系統的にすすんでいきます。

日本では多量飲酒者もアルコール依存症者も激増している

日本の現実にもどります。

現代の日本で暮している私たちにとって、アルコール領域でひどく頭の痛くなるデータがあります。表3と表4からわかるように多量飲酒者もアルコール依存症者も激増しているというのです。多量飲酒者とは、一日平均清酒三合以上（純アルコールなら六〇g以上）を飲む人をさしますが、二〇〇三年には八六〇万人でした。アルコール依存症者もＩＣＤ－10（国際疾病分類　第10版）の診断基準によって八二万人でした。

アルコール依存症には症状がでますが、「飲酒への強い強迫感」、「コントロール障害」、「離脱症状」、「耐性」、「飲むことへの没頭」、「有害な結果を予想しながらの飲酒」という六項目のうち三項目以上に該当すればアルコール依存症だと同定するのがＩＣＤ－10の立場であり、客

表3　問題飲酒者　　単位：1万人

多量飲酒者	860
アルコール依存症者	82

厚生労働省研究班　2003 年調査

表4　問題飲酒者の増加　　単位：1万人

	男	女	合計
多量飲酒者（60g 以上）	785	195	980
リスクの高い飲酒者 （一日平均男 40g、女 20g 以上）	726	313	1,039
アルコール依存症と予備軍 （AUDIT　15 点以上）	257	37	294
ICD-10 診断基準による アルコール依存症の要件を満たす者	95	14	109

厚生労働省研究班　2013 年調査

観的に該当者は歴としたアルコール依存症のわけです。それが一〇年後の二〇一三年には多量飲酒者が九八〇万人、アルコール依存症者が一〇九万人に激増しているのです。

清酒を一日平均五・五合以上を飲む人を大量飲酒者といいますが、一〇年まえは二二五万人だったのですが、それが現在、二三四万人になっています。

酒類の消費量が急激にふえたから問題飲酒者が激増しているわけではなさそうです。

表5（製造量）と表6（消費量）の統計表をみていきましょう。

製造量も消費量も多様な酒類、具体的には清酒、合成酒、焼酎、味醂、ビール、果実酒、ウイスキー、ブランデー、リキュールなどすべてふくめたものです。表のように消費量が製造量を上まわるのは輸入品があるからです

表５　日本の製造量

（単位：千 kl）

1980	6,548
1985	6,983
1990	8,751
1995	9,245
2000	9,424
2005	9,029
2010	8,444

国税庁　統計

表６　日本の消費量

（単位：千 kl）

1980	6,660
1985	7,244
1990	9,035
1995	9,603
2000	9,520
2005	9,012
2010	8,515

国税庁　統計

が、製造量も消費量も二〇世紀の最終年あたりがピークであり、二一世紀に入ってからしだいに減少傾向をしめしています。

消費総量が減れば、アルコール依存症を中核にしたアルコール関連問題も減少するとするのが国際的な公理でしたが、日本では二〇一三年の統計では、二〇〇三年よりも問題飲酒者が大幅に増えています。

現在、問題飲酒者が急増している真因はどこにあるのでしょうか、今後とも増加率を高めて推移していくのでしょうか。おそらく消費量が減少することでアルコール関連問題もへらす部分があったのでしょうが、それ以上に増加に転じさせるものすごい圧力が介在したはずです。二〇〇三年までの一〇年間にもたしかに増加していましたが、ゆるやかな増加でありました。それが二〇〇三年前後からは激しく急増しているのでありますが、私はのちほど急進している原因を分析したいと思います。

日本人には酒に弱い人が多い

このあたりで、飲酒に関する基本的なことにもどりましょう。

酒を飲むと食道をとおって胃に入ります。酒は胃や小腸で吸収されて血液に溶けこみ、肝臓にはこばれます。

アルコールの大部分は肝臓で分解されます。肝細胞にはアルコールを分解する「アルコール脱水素酵素（ＡＤＨ）」があり、アルコールをアセトアルデヒドに変化させます。このアセトアルデヒドは悪酔いや二日酔いの原因となっている有害物質（猛毒）です。飲酒してから、顔が赤くなったり、動悸や吐き気や頭痛を引きおこすのは、この毒性作用のためです。そして、アセトアルデヒドは同じく肝臓にある「アルデヒド脱水素酵素（ＡＬＤＨ）」によって無害な酢酸に分解されるのです。この酢酸は血液によって全身をめぐり、最終的には炭酸ガスと水に分解されます。

ＡＬＤＨ（アルデヒド脱水素酵素）にはアセトアルデヒドが低濃度のときに働く「ＡＬＤＨ２」と、高濃度にならないと働かない「ＡＬＤＨ１」があります。

日本人の四〇％ほどの人は、表７のように生まれつき「ＡＬＤＨ２」の活性が弱い不活性型です。

表７　遺伝子型とアルコールに対する強さ・弱さ

ALDH2の型	強さ・弱さ	コメント	人種別出現率		
			黒人	白人	日本人
活性型	アルコールに強い人と言われる	アルコール依存症にならない注意が必要	100%	100%	56%
不活性型	アルコールに弱い人と言われる	無理せず適量を守ろう	0%	0%	40%
失活型	弱い人と言われる	アルコールは飲めない	0%	0%	4%

原田勝二（「お酒と健康」キリンビール）

このタイプはアルコール分解産物である猛毒アセトアルデヒドをすみやかに分解できないため、少量のアルコールでも顔が真っ赤になったり悪酔いしやすい、酒に弱い体質です。「ＡＬＤＨ２」の活性が完全に失活した型（失活型）は四％ほどの人に出現し、アルコールにまったく弱い人でありまして、酒を飲むことができません。

このような酒に対する強さ・弱さは、遺伝による生まれつきの体質からくるものです。このため親・兄弟姉妹とも酒に弱い人は強くなろうと無理な努力をするよりも、自身の体質を認識して、また、周囲の人たちにも知ってもらって、体質に応じた飲み方をまもっていくことが大切でしょう。不活性型の人びとでは、永年、飲むための努力をかさねても、せいぜい清酒一合ほどです。真っ赤な顔になって一合飲むのがやっとです。

酒を飲むと顔が赤くなる現象は、「フラッシング反応」といいますが、近年、顔が赤くなる人はガンになりやすいということがわかってきました。

酒に対する強さ・弱さといった体質は、遺伝子分析により正確に判定できますが、簡易なエタノール・パッチテストという方法でもかなり正確に調べることができます。

太古というほどの遠い昔、人類が黒人、白人、黄色人種に三分流したとき、どういうわけでしょうか、モンゴロイド（黄色人種）に突然変異として「ＡＬＤＨ２」の活性をなくした人びとが出現しましたが、このことはひろく知られた事実です。そして、時代がすすむにつれ、地上に酒に弱いモンゴロイドがひろがっていったのです。

現代では、モンゴロイドは「ＡＬＤＨ２」の不活性型と失活型の遺伝子をもつことが多いとされていますが、このことがモンゴロイドの特徴となっている観さえあります。なぜなら、黒人や白人には「ＡＬＤＨ２」不活性型も失活型もみられないからです。

モンゴロイドは、氷河時代に陸続きであったベーリング海をわたって北米や南米に移住したらしい。その証拠は、アメリカ大陸の先住民にモンゴロイドの特有の「ＡＬＤＨ２」の不活性型と失活型が存在するからです。

図１は原田勝二さんの研究ですが、「ＡＬＤＨ２」の不活性型と失活型の出現率は、北米の先住民で七％、南米の先住民で四一％〜六九％、中国人で三〇％〜五〇％、東南アジア人で一四％〜五七％であるといいます。

日本の国民一人当たりの酒類消費量はいくらぐらいでしょうか。

歴史上もっとも多く飲んだのは、平成八（一九九六）年のことであり、その消費量は六・七

図1　「ALDH2」不活性型と失活型の比率

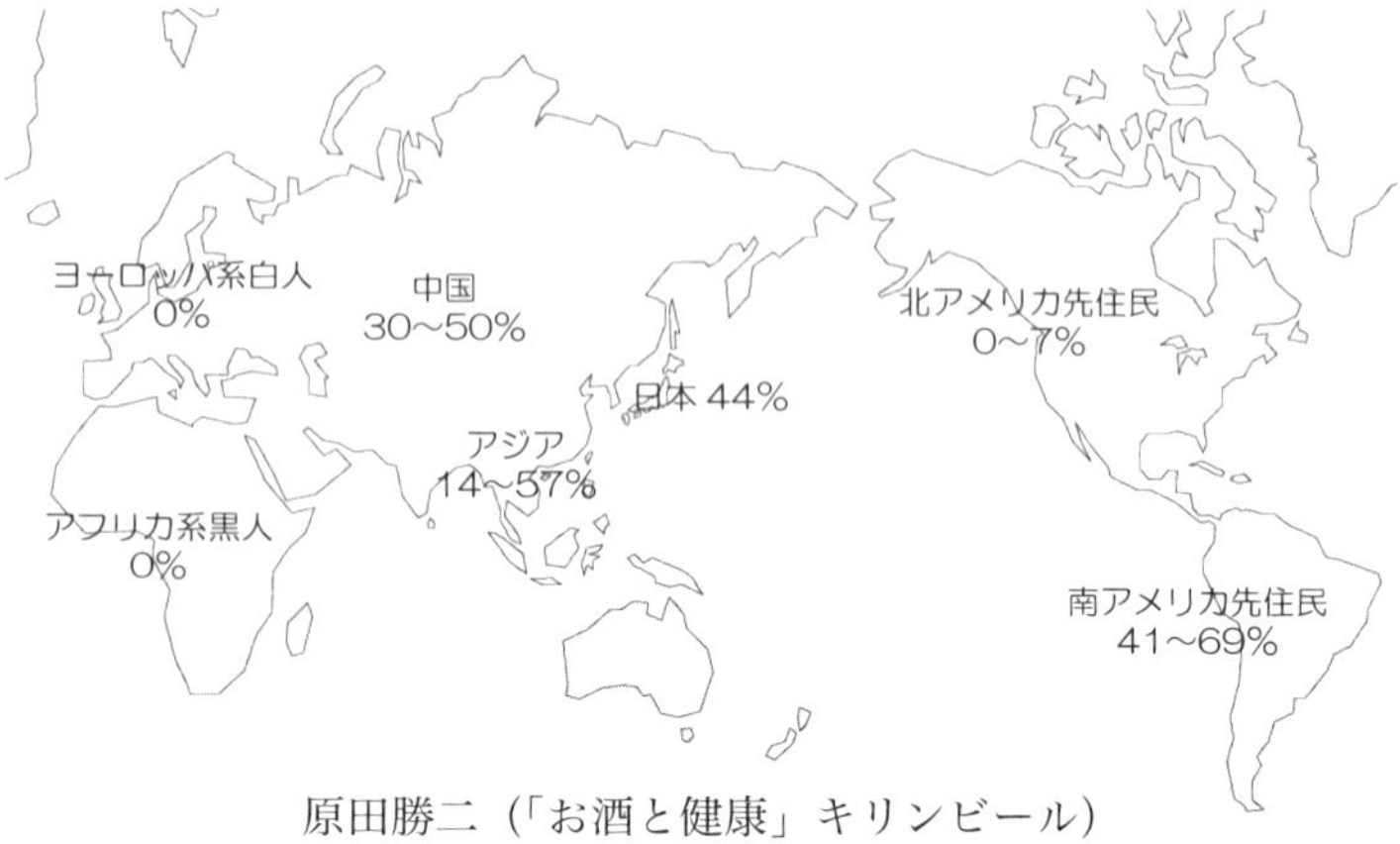

原田勝二（「お酒と健康」キリンビール）

ℓです。これは赤ちゃんや高齢者をふくめた数字です。現在は六・二ℓほどで、世界ランキングでは第二八位ぐらいでしょう。つまり、世界では中位というところです。

失活型の人は飲めませんし、不活性型の人でもほどほどに飲めるだけですから、世界中位という位相が、日本のなかで過剰飲酒している、酒に滅法強い人びとの層としての存在をうかがわせています。

つまり、活性型の遺伝子をもち、フランス人やドイツ人に劣らない、世界のトップクラスの飲酒量を誇る日本人男性が層として存在しているようであり、現に、過去にはそうしたことを推断する研究論文もありました。

アルコール依存症になりやすい酵素のタイプ

酵素の遺伝子型とアルコール依存症の発症にはふかい因果関係があります。

体内に入ったアルコールをアセトアルデヒドに分解するのが、幾度も述べてきましたように、「アルコール脱水素酵素（ＡＤＨ）」であるわけですが、これには早く効き目を発揮するタイプと、ゆっくり遅く効くタイプがあるのです。ゆっくり効くタイプですと、快適な酔い心地が永いわけです。だからアルコール依存症になる可能性ということでは、このタイプが危ないのです。

また、「アルデヒド脱水素酵素（ＡＬＤＨ２）」の活性型でありますと、大量に飲むことができるのです。したがいまして、「ＡＤＨ」が遅く効くタイプで、かつ、「ＡＬＤＨ２」が活性型でありますと、アルコール依存症になる確率がずいぶん高くなるわけです。

ある研究によりますと、「アルデヒド脱水素酵素（ＡＬＤＨ２）」の不活性型でアルコール依存症になっている人もいるにはいるが、それはすべてのアルコール依存症者のなかでわずか数パーセントにすぎないという結論です。やはり、酒に強い人はそれだけアルコール依存症に近いというわけです。

グリフィス・エドワード先生とその同僚によってものされた『アルコール政策と公共の利益』（“*Alcohol Policy and the Public Good*”）は名著の誉れの高い本ですが、そこに年間消費量からみた仮説的分布状況が記載されています。図2にチャートが四枚あるのですが、Aは、禁酒法時代（一九二〇～一九三三年）のアメリカを彷彿させる図です。現在ではアメリカでも日本国内でも禁酒法が失敗していたとみる研究が影をひそめ、消費量と肝硬変による死者をへらしたという意味で成功していたと評価することが多いのですが、当時アメリカ国民がほぼ同量を飲んでいたと推論できることを図示しています。

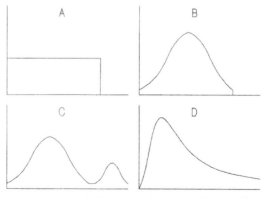

Bは、ベルのような形態で一国全体におけるノーマル・ドリンキングを示していて、一〇年ほどまえのスウェーデンやノルウェーを連想させます。

図2　年間消費量からみた分布仮説

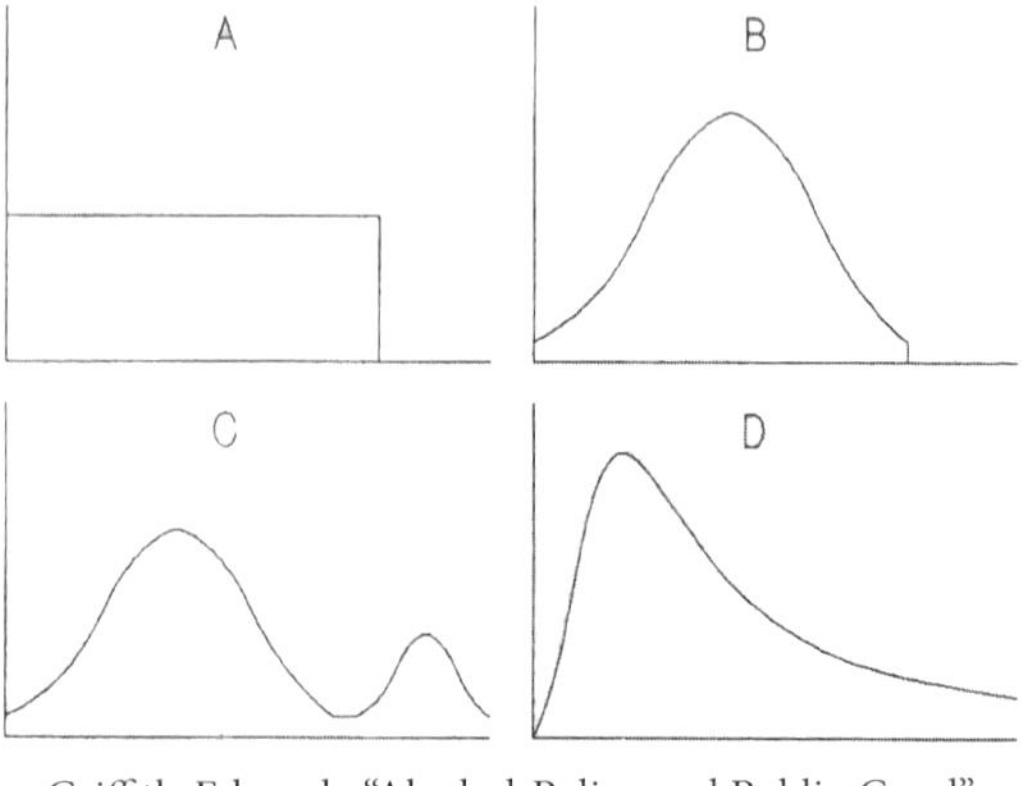

Griffith Edwards “Alcohol Policy and Public Good”

Cは、二峰性のチャートです。適正飲酒が志向されつつあるけれど、国民の一部に大量飲酒者とアルコール依存症者がみこまれるという図で、現代日本が脳裏をかすめます。日本では民間がアルコール依存症者に網をなげて医療に引きよせるということをやってきましたが、行政がほぼ野放しにしてきた関係から、どうしても二峰性のチャートになります。

Dもユニークな絵柄ですが、世界ランキングがトップのロシアが想いだされるべきでしょう。ロシアの国民一人当たり消費量は日本の約二倍で、すさまじく飲んでいるわけで、したがって大量飲酒を示すチャートはロシアにこそ似つかわしい。

清水新二先生は、わが国におけるアルコール問題研究の第一人者であり、人生の大半をその解明にささげられた。清水先生が提唱された「アルコホリック・ソーシャル・システム（ASS）」が今日においても敬意をもってむかえられています。ASSとは次のとおりです。

①飲酒と集団的に共有された酔いのどちらに対しても寛容な飲酒文化が存在し、②アルコールが社会の組織化に決定的な役割を果たしつつあり、③アルコールに対する構造的な脆弱性ももっており、④許容と統制が同時に存在する統合メカニズムが存在するが、⑤以上の四点は女性に必ずしも当てはまらない、とするものです。

私は右の定義を読んでいますと、朝日新聞の書評欄で清水先生の『酒飲みの社会学』という本が好評であった遠い昔が想いだされます。

ASSをひらたくいえば、左記のようになるでしょう。

日本社会は、飲むことと酔うことに超寛容な文化をもっていて、集団のなかでは酒を飲んでこそ、みんなが仲良しになれるのであり、そういう意味では酒はなにものにも代えられないほどすばらしいものであるが、酵素による分解機能に関して生物学的に弱い人も存在している。

日本の社会は、飲酒している人びとの乱暴や狼藉までも、「酒の上でのこと」と評して許すのであるが、飲酒・酩酊に超寛容なお国がらでありながら、アルコール依存症などの問題飲酒者には手のひらを返すように冷然と排除にうごく。以上の論点は、社会活動と飲酒の男女間格差がいちじるしいために、女性はおおむね該当しない、とするのです。

このあたりで、私は自身の体験についてひと言を述べねばならないようです。

前述したとおり、私はアルコール依存症です。初飲の一八から自助グループにつながって酒を断った三七まで飲みに飲み、酔いに酔ってきました。

人生行路のうえで大切な想い出は、ほとんどの場合、飲酒の記憶とともにあります。大学の入学式も、成人式も初めてのデートも、婚約の儀も、子どもの宮参りも、子どもの卒園式も、決して大酔していたわけではありませんが、ほろ酔いになっていたのです。めでたくうれしいことは酔ってこそ噛みしめられると思っていたのでした。

たいがい一人で飲む酒でありまして、酒害がはやく出現し、私は二〇代のなかばにはアルコール依存症になっていたようです。したがいまして、身をもって、飲むことと酔うことに日本社会が超寛容であることも、一杯飲めば集団が躍動することも熟知しています。

私が年がら年中、酒を食らっている人間だと知っただけで、赤の他人が高評価してくれたことが多々ありました。オペラファン、トヨタ派、映画通、阪神ファンなどが評価の基準になっているのと同様に、左党という人物鑑定のメルクマールも存在するのです。

わが子が幼稚園児であったとき、保護者会の役員は町の居酒屋での顔なじみから選出したものです。私は学校に勤務しながら、わが子の幼稚園の保護者会の役員になったのはいいのですが、係の先生たちと役員があつまって、春の桜、暑気払い、秋の紅葉、冬の雪を肴に飲んでいました。たしかに日本の社会は、飲むことを中心にしてまわっていて、私の飲酒時代にそのことを確信しました。

なぜ、飲むことと酔うことに寛容な文化をもつようになったのか

酒は複雑な人間関係を解きほぐし、それを円滑なものに換えてくれますが、日本人はしばしば「お見知りおきに一杯」と酒席をつかいます。「久しぶりに一献を」と再会に肩をたたきあいをします。交際がとだえると、「つきあいの悪いやつ！」と疎外されたりします。気まずいことがあったあとは、「飲んで水にながす」と酒で関係修復がはかられます。こういうように酒は日本人の人間関係の綾《あや》を彩るシンボルなのです。

なぜ、日本は歴史的に、飲むことと酔うことに超寛容な文化をもつようになったのでしょうか。このことについては専門家による研究があるのですが、私はそのひとつである、神社・神道による「キヨメ」説が正しいと考えています。官幣大社《かんぺいたいしゃ》に初詣にいきますと奉納された酒樽が積みあげられ、神道と清酒の親和性をみとめないわけにはいかないものです。

古来、神道が酒を活用してきました。日本人のもっている観念、すなわち死、穢《けが》れ、罪が酒で清められ、みそぐことができると考えられ、酒が日本人の生活の隅々にまで浸透し、そのことが「酒に優るものはない」という意識を涵養し、日本の文化の基底部を形成してきました。ちなみに平安初期につくられた『延喜式』によれば、ここに登録された全国の神社総数は、二八六一社でした。当時の人口のすくなさからは、異様なまでに神社が多かったのです。こうしてキヨメとして清酒の素晴らしさが浸透していったのです。

私は山村に住んでいて、若いころ、青年団、消防団、水道係、自治会などで活動したあとはみんなで車座になって飲酒したものです。毎月の消防の演習に率先して参加していたのも、式後に酒類が供されるからです。町民体育大会でもテントの下で、終日、ビールを飲み、申し訳ていどに競技にでていたものです。

清水さんが日本に紹介されたアメリカの社会学者であるピットマン（Pittman）の言説を左にかかげます。ピットマンは各国の飲酒環境が厳正であるかどうかという視点に立って、各国の文化を四種にわけます。

①禁酒的文化――酒を否定している。具体例にはイスラム社会、ヒンズー社会。
②両価的文化――酒の肯定と否定が並立している。具体例はアメリカ。
③許容的文化――酒を肯定しつつ酩酊・問題飲酒を否定する。具体例はフランス。

表８　アルコール依存症退院者に対する態度

社会的距離	同　感	まあ同感	わからない	あまり同感しない	同感できない
一緒に働くのは嫌いだ	31.0	8.0	16.3	10.0	34.7
隣に住むのは気持ち悪い	34.8	14.1	17.2	7.5	26.3
その家系とは結婚したくない	49.3	10.4	14.8	7.3	18.2

清水新二『アルコール関連問題の社会病理学的研究』
既婚対象者には「結婚させたくない」と問うた

④超許容的文化——酒を肯定するだけでなく乱暴・狼藉も部分的に許す。具体例は日本。

ピットマン先生が指摘するようにわが国は、超許容的な飲酒文化をもっていますが、他方では「アルコホリック・ソーシャル・システム（ＡＳＳ）」に明文化されているとおりの問題飲酒者に対する手厳しい排除もあります。私も体験してきました。私が被害者意識にたって自らの体験をるる述べるよりも、客観的なデータでしめすほうがいいでしょう。

若い日に清水さんが、表８のとおり、秋田県の農山村で、一般住民を対象に面接調査をされました。

二〇歳から六〇歳までの男子六〇三人が対象です。清水さんの調査目的は、「もし専門病院（精神病院）を退院してきたアルコール依存症者と、いっしょに働くことになったらどう思うか」「アルコール依存症者と隣接居住ならびに結婚の場合もどう思うか」と問うものであったのです。

調査結果からアルコール依存症者は退院しても社会復帰が

むずかしいということが浮き彫りになっています。いっしょに働くことについて、受け入れるものが四四・七％、拒否するものが三九・〇％とほぼ均衡しています。隣接居住では、受け入れが三三・九％に減り、拒否が四八・九％に増加しています。

さらに結婚ともなると五九・七％が拒否をしめし、受け入れは二五・五％に減少しています。従来から日本の大衆ではアルコール依存症が病気であるとみなすことが少なく、依然として道徳モデルで非難されることが多いのです。

医療の見方と世間の考え方にはギャップがある

くり返してくどいかも知れませんが、日本の社会は飲むことと酔うことに超寛容であるわけですが、このため医療とこうした世間のあいだで相当の齟齬《そご》をきたしています。

表9はＩＣＤ—10（国際疾病分類　第10版）に述べられたアルコール依存症の診断基準で、世界中で使用されています。

アルコール医療機関は、ＫＡＳＴ（久里浜式アルコール症スクリーニング・テスト）やＩＣＤ—10、ＣＡＧＥテストなどを用いてアルコール依存症者を同定しますが、世間は仕事もせずに昼ひなかから飲酒して道路に寝込んでいるのがアルコール依存症者と思っています。医療からアルコール依存症と決めつけられている人でも、休むことなく仕事にでかけ、給料を家にもっ

表９ ICD-10 アルコール依存症の診断基準

1. 耐性ができた。酔うためには以前より多く飲まねばならいようになった。
2. 飲むのをやめたり、量をへらしたりすると、生理的な離脱症状が出現するようになった。
3. 飲めば苦しい結果になることがわかっていながら、飲まずにいられない。
4. 他の事には目もくれず、飲むことに没頭する。
5. コントロール能力が喪なわれ、酒びたりになる。
6. 酒に対する強烈な渇望。

WHO（1992）　３項目以上に該当すればアルコール依存症である。

て帰っていたら、まあ、健常者と判じるのが世間のものの考え方です。

医療が二九四万人とか一〇九万人と見なすアルコール依存症者の数も、世間はとてもとても、そんな大仰《おおぎょう》な数字ではないとうそぶき、俺なんか単なる酒好きサと言い張ります。こういうように医学的な人数と世間がみとめるアルコール依存症の人数には相当のギャップがあり、医学的アルコール依存症と世間的アルコール依存症のあいだに広大なグレーゾーンがあるのが日本のなやましい特徴のひとつです。

日本社会は、アルコール依存症などの問題飲酒者にはひややかな拒否反応をしめすのですが、こうした傾向がアルコール問題対策の進展を阻んでいるのです。酒税や酒価を値上げしたり、小売や広告を規制したりする政策をとっていけば、アルコール依存症や問題飲酒をへらすことにつながるのですが、世間にたいするアンケート調査ではそうした政策実施への反対が多いのです。酒類自販機の撤去、公費によるアルコール専門病院の建設、飲む場面を大映《おおうつ》しするテレビ・コマーシャルの追放も酒害をへらすについて大きな効果があるのですが、大衆がほとんど支持しないのです。

そうした日本と対照的なのがアメリカです。

私も若いころにサンフランシスコで暮らし、アメリカ人がハンディキャップをもちながら奮闘する人を熱烈に支援する光景をいくどか望見しました。

障害者を熱心に援助する現代アメリカ人のからだには、アメリカの建国史に由来する熱い血がたぎっているようです。

清水先生の本に書かれていたことですが、アメリカでアルコール問題に関係する意識調査があったそうです。アルコール依存症からの回復者、現在飲んでいる人、全然飲まない人、ソーシャル・ドリンカー（機会飲酒者＝たまに飲む人）という範疇にわけて、どれがもっともすばらしいかと質問したという。

調査結果でいちばんすばらしいと判じられたのが、なんと回復者だったということです。二位が全然飲まない人、三位がソーシャル・ドリンカーだったのです。

アメリカ社会では、どん底から這いあがってきた人の努力をたいへん高く評価します。

アメリカ史において、フロンティアにむかっての西部開拓史や独立の危機をとおして、自立や自助の精神がいっそう強固になったのです。建国の歴史において、イギリスを初めとするヨーロッパ諸国の援助が期待できない、先住民が襲撃をする、飲料水も資金もとぼしい環境のなかで、頼れるのは自分たちだけだったのです。まさに自立と自助を高唱せざるをえない歴史だった。そうしたエートスを現代アメリカ人も継承していて、困難に立ちむかうアルコール依存症からの回復途上者に精いっぱい支援します。

アメリカは敗者復活戦を称賛し、敗者が勝者になることに全身全霊をかたむけて援助しきるお国柄なのです。

アメリカではアディクション・クリニックが約一万三〇〇〇施設であり、ＡＡ（Alcoholics Anonymous アメリカ型匿名断酒会）のメンバーは約一一〇万人ですが、ついでに日本の状況もしめせば、アルコール医療機関が約三〇〇施設、自助グループが約一万二〇〇〇人です。

日本人は一般的に酒席を設けるのが得意で、酒をいろんな目的に活用しています。日本の飲酒事情の特徴のひとつは、問題飲酒する人びとの層としての多さでしょう。

アルコール依存症の高校生も存在している

ここからわが国のアルコール事情を正確に知るためにハイリスク・グループを論じます。未成年者や女性、高齢者をハイリスク・グループというのですが、こうした人びとの状況にこそ日本のアルコール問題の今日的な課題が反映されているのです。

飲酒の低年齢化がどんどん進行しつつあります。中高生の飲酒状況はくり返し調査されてきましたが、一九九〇年代の調査から、恐ろしいことが報告されるようになりました。すなわち、男女ともに問題飲酒のレベルにあるものがつたえられるようになったのです。

高校生ともなると少数ながらもアルコール依存症になっているものが存在するとするデータがあって、私は息をするのも忘れるほどおどろきました。一六、七でアルコール依存症になれば死を宣告されたも同然でしょう。

多くのアンケート調査に「高校生はだれと飲んでいるか」という問いかけがきまってありますが、たいてい「親や親戚の人と飲む」と答えられているものです。調査報告書は、他の問いかけと回答を分析して、酒類自販機とテレビＣＭと親による飲酒の勧めが、高校生の飲酒を促進する要因になっていると述べています。

私は定年まで高校につとめましたが、高校の生徒は男女とも多く飲んでいます。

高校生には飲酒にかんしては男女間格差がなく、逆に女子生徒の飲酒率のほうが若干高いようでした。

遠足や文化祭、体育祭が終わった日に打ちあげと称して、よく飲みます。二、三日たってからの授業中にポケットアルバムをまわします。居酒屋で三〇人ちかくが群飲している光景が写っているのです。こうした出来事に私はたくさん遭遇してきましたが、高校生の飲酒に罪悪感がとぼしいと感じてきました。

高校生の飲酒は違法行為でありますから、初回の飲酒は三停（三日間の停学）という内規にのっとって対処するのですが、学校側は大童になります。すべての生徒に三日間、家庭訪問し指導しなければならないからです。

家庭訪問をこころみますと、当該生徒はぜっこうの「休養日」ととらえていて、朝寝を楽しみ、昼寝もし、そこへ現れた疲れた教師を「ウットイゾ」とみなします。酒類自販機、テレビCM、親による飲酒の勧めが、高校生の飲酒を促進する原因になっているという指摘に、私はそのとおりだと思います。アルコール依存症の高校生が出現しているという報告にも、さもありなんと思います。

未成年者飲酒禁止法がザル法になっているという意見も多いのですが、飲酒しない高校生もたくさんいます。それは、法律で禁止されていることがこころの規範になっていて、かつ、躾《しつけ》ができている場合です。

高校の教育現場ではアルコール問題の優先度は一般的にかなり低い。なぜなら、高校生が校内で飲酒することがマレであり、覚せい剤、性感染症、喫煙、避妊がより教育的対応を要しているからです。

女性のアルコール依存症には摂食障害を合併していることが多い

女性のアルコール問題もマスメディアをとおして様ざまに報告されていますが、女性には気の毒な側面が多々あります。女性は一般的に男性にくらべて少量のアルコール摂取で、また、飲酒を開始してからみじかい年数でアルコール依存症になることが知られています。

なぜ、女性はアルコール依存症になりやすいのでしょうか。女性は男性にくらべて肝臓が小さく、このため男性と比較するとアルコールの分解能力が劣っています。また、女性は、男性にくらべて脂肪が多く、そのため水量がすくないのです。

脂肪というものは、アルコールに溶けにくいために男性と同じ量のアルコールを飲んでも、水の量のすくない女性では血中アルコール濃度が上昇しやすい。

さらに、アルコールを飲んでから胃壁を越えて吸収されるときもアルコールは分解されていくのですが、この速度も女性が低いようです。速度が低ければ、酔っている時間が永くなります。

女性のアルコール依存症発症の背後には、夫婦間の葛藤、嫁—姑関係、子育てや性周期など女性特有の問題が横たわっていることが多い。身も蓋もないことをいえば、夫の不倫から酒におぼれて酒害者になってしまう女性も多い。生まれた子どもに障害があって、それに悩んで酒なしには生きられなくなった女性もめずらしいことではありません。

女性のアルコール依存症は社会病理の典型として把握できるのですが、病気がうたがわれる段階になっても、男性と比較すればアルコール医療を受診しにくい事情があります。それは世間体です。娘時代なら父親が難色を示し、結婚して夫がいれば夫が、受診をこばむことがあります。

女性のアルコール依存症の特徴は、摂食障害を高い比率で合併していること、また、予後がわるいことです。久里浜病院に入院した女性アルコール依存症者二〇七名のうち、二五歳から三〇歳の層では五四％に、二四歳以下では七九％が摂食障害を合併していたと報告されています。

二〇代の摂食障害を合併症とする女性アルコール依存症者は、断酒しないと、四〇歳までにほぼ全員が死亡するとする調査結果があります。

専門病院から退院しても夫が自宅で飲むことが多く、また夫が自助グループに通ってくれないことも多いと報告されています。

現在、女性が自助グループにつながると、女性の困難な状況を熟知した男性会員が懸命に援助してくれる時勢になりつつありますが、近年まで男性からこころない発言が飛びだすことがままありました。男性会員が「子どもを産み育てるべき女がアル中になって！」「女だてらにアル中になりくさって！」と女性会員を卑賤視していました。

二種類に分かれる高齢アルコール依存症

高齢者もこまった状況にあります。

高齢者たちが医療を経由して自助グループに押しよせていますが、こうした現象はかなり以前からのものです。昔は高齢者はあまり飲まないと解釈するのが普通でしたが、平均寿命がのびたことなどにより、高齢者の生活もひどく変貌し、現在では酒を飲む高齢者があたりまえのことになっています。

私は自助グループの例会で高齢者の酒害体験をよく聴きます。六〇歳代以降にアルコール依存症になる人は、二種類にわかれます。

ひとつは、五〇歳代までにすでにアルコール依存症であった人が、退職をきっかけに酒量の増大によって重症化したタイプです。もうひとつは、五〇歳代までにこれといったアルコール問題をもたず、退職後にアルコール依存症を発症させるタイプです。

高齢者を対象にした調査から、若い世代と同じくらいの比率で、高齢者にも問題飲酒者が存在することが確認されていますし、高齢者のアルコール依存症が増加しているという指摘があります。

高齢者の場合、体重は減少していきますが、脂肪がふえます。このあたり、女性に似た事情になりますが、身体に占める水分のパーセントは、高齢者になるほど減少していきます。アルコールは水にたいへん溶けやすい性質をもっているのですが、脂肪には溶けにくいのです。したがって、同じ量のアルコールを飲んだとしても、飲酒してからの血中アルコール濃度は、若い人びとよりも高くなってしまいます。

右のような事情があって、高齢者においては、若い人と同じ量のアルコールを飲んでいても、アルコール依存症になりやすいと考えられるのです。こうした高齢者特有の飲酒の特徴に斟酌《しんしゃく》せず、若いころと同じように盃をかさねると、知らないうちに深みにはまります。

高齢者が飲酒すると、高い頻度で転倒し、入院・寝たきり・死亡が惹起《じゃっき》されます。

左に『アルコール保健指導マニュアル』（社会保険研究所）に載せられているデータを要約します。横須賀市が市内に住む六五歳以上の高齢者一〇、四四五人を対象に飲酒実態の調査をおこない、久里浜式アルコール症スクリーニング・テスト（ＫＡＳＴ）でふるいわけました。その結果、男性の八・二％、女性の〇・五％がアルコール依存症でありました。横須賀市は一〇、四四五人の高齢者のなかに八五六人の酒害者がひそんでいる勘定になったそうです。

第二講　酒害者を医療につなぐ

家族には厳格派と世話焼き派がある

アルコール依存症を病んでいる人というのは酒を心友のように信頼しきっているものです。苦しいときやつらいときに力になってくれる、力のある友だちだと思っています。

世間一般の人は、酒が話題になれば、一瞬、照れたような微苦笑をうかべ、本質的によくないものというような感じをもつものですが、アルコール依存症者は、酒が話題になれば、自分とは切りはなせない、善そのものの、なににも代えがたい、必須のものととらえます。したがって、職域や地域の場で、一般論として、酒飲みが批判されると、その空気のなかで、依存症者は自分の人格が全面否定された気になって、顔を真っ赤にして反撃します。

アルコール依存症はほんとうに困った病気で、ひどく進行していても、前頭葉がダメージをうけている関係から周囲にかけている迷惑がみえなくなっています。アルコール依存症は、最初に感性がこわれて、適切な認知力を喪っていくために家族の心配の声にまるで耳をかたむけなくなります。

しかし、内心、ひどく不安をつのらせていることもあり、自分でも「依存症かな？」といぶかっています。だが冷笑されたり偏見の目でみられたりすることが怖くなって、「自分の酒に問題がない」と強弁するのです。周囲が、アルコール依存症になっていると心配すれば、「なぁに、俺がアル中なら友だちも部長も社長も、みんなアル中サ。俺がアル中であるものか」とむきになります。

当事者が依存症の坂道をころがり落ちているとき、困惑し、絶望し、疲れはてた配偶者の姿は「厳格派」と「世話焼き派」にわけることができます。

厳格派は禁酒を誓っていた夫が飲酒すると、柳眉をさかだてて責めたて、ボロクソに非難します。二、三発、横面に張り手を見舞うことも珍しいことではありません。

酒瓶を叩きわり、お金も取りあげ、裁判所に急行し、もらってきた紙に判を押せとわめきます。それでも酒をやめなかったら子どもをつれてさっさと実家に帰ってしまいます。そして、いい人をみつけて再婚します。

他方、世話焼き派は、依存症者の気持ちをくみ、世話にあけくれ、尻拭《しりぬぐ》いに走りまわります。そして、「私がダメだから夫が酒におぼれるのだわ。私が愛情をもってつくしていけば、いつか目をさましてくれる。その日まで辛抱するわ」と涙をながします。

二日酔いで頭があがらない朝は、頼まれもしないうちから夫の職場に電話をかけて、風邪のために休むと連絡します。夜になって夫が飲みたそうな素振《そぶ》りを見せたら、かいがいしくツマミや燗酒の用意をします。酒瓶の買いだめも切らさないようにスーパーにいきます。夫の気持ちの先の先を読んで、こころをくだきます。

世話焼き派は、もし夫が近所で粗相《そそう》をすれば、菓子折りをさげて謝りにいき、物損の場合には自分のヘソクリで弁償します。

友人や近所、実家の親などには自分の家庭にはアルコール問題など存在しないような言動をくりひろげ、たとえあっても些細なものだと思いこみます。

日ごろから、酒害者がしでかす過ちは酒害者自身が責任を負うべきなのに、世話焼き派の配偶者が責任を負うことを代行しているのです。

酒害者にとって右のような世話焼き妻がそばにいてくれたら、安心して飲んでいられます。酒害者当人は気苦労や責任がなくなり、飲んで酔っていればいいだけですから、飲酒にまつわる問題を直視することがなくなります。それで余計にアルコール依存が進行するのです。

親の飲酒問題で家庭にストレスや緊張が高まると、子どもたちがそれを緩和しようと躍起になります。真面目だった子が、ある日突然、無免許でバイクを暴走させたり、金髪に染めたり、万引きしたりすることがあります。非行に走ったりすることで、親に再考を迫っているのです。子どもに問題行動や非行があらわれると、さらに親の飲酒問題がエスカレートすることが多い。逆に親の酒に悩む子どもが、学校で生徒会長になったり、部活で優秀な戦績をおさめたりすることもありますが、これも親の気をひいているのです。

世話焼き行為をつづける理由

病的な世話焼き妻がいれば、夫の依存症が進行していき、赤ちゃんのようになにもできない人間に墜《お》ちてきます。

配偶者が世話焼き行為をつづけるのはなぜでしょうか。

自己愛がゆがみ、客観視を喪失しているからです。「私の愛情がなければ、この人は生きていけないわ。たとえ私が犠牲者になっても、この人にすべてを捧げなければならない」と盲信しているのです。要するに共依存という心理におちいっていて、夫と互いにコントロールしあって共に墜ちていく生き方になっています。夫をコントロールしつつ、同時に夫の酒害でコントロールされる生き方をしているのです。

酒害者は、酒を飲んでおこすメチャクチャな問題行動で他者を巻きこみ、病気にしむけ、そのことで他者をコントロールしています。しかし、同時に依存症になって赤ちゃんのように無力になった酒害者を世話する家族も依存症者よりも優位に立ち、世話焼きでコントロールしている、と考えられるのです。職場に欠勤の電話をいれたり、ツマミや熱燗の用意をしたり、嘔吐でよごれた床を洗ったり、近所に謝りにあるいたりすることが、コントロールの内容であるわけです。

コントロールしたりコントロールされたりと、依存症者と家族が、複雑かつ特異にからみあいながら、家庭も病気もますます悪化していきます。

アルコール依存症をうたがわれる人が飲んでいる家庭には、上記のような世話焼き家族がいるものです。共依存という概念は、一九九〇年代にAC論とともに日本に流入してきたのですが、AC論が非科学的でいい加減なものであった上、AC論を鼓吹していたのも鼓吹者の飯の種であったために今日、まったく忘れられているのに比し、共依存概念は心理療法の場でいっていの命脈をたもっています。

森岡洋先生はアルコール医療に関して日本を代表する医師であるとともに、アルコール依存症者の家族についても独創的な研究者で、翻訳書をふくめて数多くのアルコール関連書を世に問うてこられました。臨床と研究を見事に両立させていらっしゃる精神科医です。

私は森岡先生に私淑して家族の在り方を学ばせてもらってきました。これから酒害者を医療につなぐ方法を述べますが、そのいくらかは森岡先生の研究に負うものです。

アルコール依存症と思われる人に酒をやめてもらうことは可能でしょうか。私の経験では、すべての人が酒を断てるわけではありません。しかし、多くの人は断酒が可能です。やめてもらうためには、まずなにをすべきでしょうか。

息子や娘、あるいは夫（または妻）にアルコール依存症が疑われる場合、親や配偶者が最初にしなければならないことは、アルコール依存症に関する知識をもつことです。アルコール依存症の本を一、二冊熟読することです。そうすれば酒害者への対応の基本的な在り方がわかってきます。

アルコール依存症に罹患している人は、自分からすすんで医療機関に足をむけることがありません。ないというよりも非常にすくないのです。自分でインターネットを検索して、アルコール依存症の病感をもって通院する人もいるにはいるのですが、少数派です。身体の病気なら痛い、痒い、重い、熱い、しびれる、疲れやすいなどの異常に自分で気づき、これは病気かもしれないと判断し、自分の意志で病院にいきます。が、アルコール依存症の場合は、そういう自らすすんでの通院がほとんどない。

酒害者は、嘔吐したり、暴れたり、ところ構わずに寝込んだり、借財をこしらえたり、尿失禁・便失禁をくり返したり、二日酔いで欠勤したりしながらも、周囲の心配をよそに、「俺はアル中であるものか！」とか「病院へ行くのなら、おまえが勝手に行ってこい！」と言いはって埒《らち》が明きません。だから身近な人がなんとか介入して、医療につなぐ必要があります。治療してもらわなかったら、アルコール依存症が進行性の病気であることから、健康を喪い、家族を喪い、社会的信用を喪い、最後はホームレスのようになってひとりぼっちになって死んでいくのです。

酒害者自身が治療をうける気になることが重要

依存症者だけが死んでいくのではなく、家族や上司を病気に巻きこみ、家族・上司をも病気にしていきます。おそろしい病気にとり憑《つ》かれていながら、当事者は自分からすすんで治療をうける気にならないのです。

だからと言って、周囲の人びとが圧力をかけたり、なんらかの形で強制したりして、無理やりに病院へ追いたてたり、だまして入院させたりする方法はたいへんまずい。また、効果もないのです。

重要なことですが、依存症者自身が治療をうける気になって、自分からすすんで受診するようにもっていくことが欠かせないのです。アルコール依存症という病気にあっては、強制的な治療では効果がないどころか、強制した人に対する不信、怒り、憎しみがアルコール依存症者のこころにいつまでも残ります。

アルコール依存症であることが疑われる人が、自らの意志で医療機関に足をはこび、治してもらう気になるようにもっていくには、家族がまずアルコール依存症の勉強をして、理解をふかめることです。そして、周囲の人びとは、酒害者がアルコール依存症という病気にかかっているから、飲んで暴れたり、ところ構わず嘔吐したり寝こんだり、窓ガラスを壊してきたのであり、医療にかかって治療をうければ元の親切でやさしい人間にもどれるのだという見通しをもつべきなのです。表10は酒害者を医療につなぐ秘訣の要約です。

人格や人間性が劣っていたから暴れてきたのではなく、病気のせいだった、だから治療をうければ酒もやめられ、酒で苦しまなくなると信じてあげたいものです。

表 10　酒害者を医療につなぐ秘訣

1. 身近な人がアルコール依存症の勉強をする。
2. 病的な世話焼き行為をやめる。
3. 主語をはっきりさせて話す。
4. 自助グループの下見に行ったり、家族教室に参加する。
5. 家族が、自分だけの楽しい時間をもつ。

本書第二講「酒害者を医療につなぐ」の要約

身近な人がアルコール依存症の勉強をしているとき、アルコール依存症に関する本やチラシ類を依存症者の目につくような場所にそっと置いておくことも大切です。それらを読んだ依存症者が、病気や医療に関心をむけるかもしれません。

配偶者が、異常な飲み方をしている人の病気に理解をふかめたら、それを息子、娘あるいは親にもひろめたいものです。家族が一致団結すれば大きな効果が期待できます。周囲の人が微妙に変化したら、依存症者も敏感に反応する可能性があります。

アルコール依存症を疑われる人の説得にある程度の目算がついてきたら、それを切りだす前に試みておくべき事柄があります。つまり、病的な世話焼き行為から抜けだす必要があり、そのこころ構えを次に記述します。表10はその要約です。

①主語はだれかということをはっきりさせた話し方で、やわらかく本音をつたえること。

依存症に巻きこまれた家族は、主語のないことばをヒステリックに叫んでいます。

下記は私の卑近な経験です。最近未知の女性から私に電話がありました。断酒についての質問だったのですが、私の名前は自助グループのホームページに相談窓口として記載されているので電話自体には驚きませんでした。女性は一方的に半時間ほどしゃべったのですが、だれが過剰飲酒し、だれが子どもを殴っているのか、だれが逸脱行為をしているのか、さっぱりわからない。アルコール依存症者はだれなのか、この女性か、夫か、舅か。それというのも主語がない話し方だからです。電話が切れるまえに私が、ご主人のことですかと訊き、女性はそうですと答えました。

この女性はその週の例会に顔をみせましたが、やはり主語のないしゃべり方をして、時どきことばに詰まったら声をだして泣いていました。そして、旦那さんの骨までをくだきそうな烈しい怒りを爆発させるのでした。

「私」を主語にして、やわらかく話せば意味がよく伝わります。物事を決めつけるような断定的な口調もつつしみ、「私にもよくわからないのですが…」とやわらかく話しかければいいのです。

②医療機関や自助グループの下見に行ったり、病院の家族教室に参加すること。

保健所に相談にいくと、自助グループのことを教えてくれますし、専門病院、専門外来についての情報もあたえてくれます。「見学させてもらいにきた」といって自助グループに出席すればいい。都市部では、通える距離圏に三つも四つも自助グループが存在することがあり、そういう場合、断酒率や定着率にいちじるしい格差があることも多いので、選定には慎重を期したいものです。

病院やクリニックは家族教室や酒害教室を主宰していますから、それを受講し、市販のアルコール依存症の本も読み、酒害者への対応や病識をふかめるべきです。

専門病院、専門外来を選定するときは自助グループの会員・家族の意見を参考にしたらいいと思います。

③自分自身の時間をもって、生きがいをみつけること。

アルコール依存症者のいる家庭では、家族が後始末、尻拭い、金策、お詫びなどに走りまわっていたり、酒代に消えるかもしれないお金のためにアルバイトに打ちこんだりして、たいてい疲れきっているものです。

したがって家事は手抜きしてでも、趣味やオシャレに時間をとりたい。

いつ切りだすか、だれが言うのか

病的な世話焼き行為にあけくれていた家族も、自助グループや家族教室に参加していると、疾病の理解や酒害者への対応もわかるようになり、家族自身の孤立感もいやされ、自信もつき、病院へいくように切りだしてみようかという気になってきます。説得が功を奏して家族に平和がよみがえるという希望も湧いていますし、酒害者の本来の美点も想いだされるようになっています。

家族としては、いつ切りだすか、だれが言うのか、ということを考えなければなりません。切りだす日、説得人の在り方については自助グループ内に蓄積があり、以下、それらに準拠して述べます。

依存症のうたがわれる人が酒を飲んでいる時間帯は論外です。正常な考え方ができないから切りだせません。仕事や私生活が比較的上首尾にうごいているときも、聴く耳をもたないでしょう。そういうとき、「アルコール依存症らしいから通院しよう」と切りだしても、怪訝《けげん》な顔をされるだけでしょう。うまくいっている日々というのは、健常者もそうですが、多少とも傲慢になっていまして、足元に目をむけていないものです。

大酒を飲んだ翌日は心身とも調子がわるいでしょうし、仕事がうまくいかない日々も自信をなくしているものです。切りだすにはこういう日がチャンスなのです。

連続飲酒と言いまして、アルコール依存症も後期になると、一日中、飲んでは眠り、醒めては飲むのをくり返すのですが、この連続飲酒のあとが絶好のチャンスなのです。アルコール依存症の後期の酒害者が急に酒を切ると、離脱症状が出現します。不安感や焦燥感、緊張感でいっぱいになって、助けてほしいと叫びたいような気持になっているものです。ですから、家族から心身を心配することばをかけられたら、耳をかたむけるでしょう。

実際、現に自助グループにつながって断酒している人というのは、多くの場合、離脱症状に苦しんでいる最中に医療機関にたどりついているのです。

説得人は多いほうがいいのです。職場の上司など本人が一目置いているような人に出席してもらえばいい。親戚からもひとり、ふたりが出席してもらえたらいいのですが、酒害者の永年の身勝手からつきあいがないのが普通です。それから酒害者の兄弟姉妹ですが、これも同じ理由からつきあいがないかもしれない。酒害者というのは、たいてい親戚づきあいもさせてもらっていないし、兄弟姉妹とも絶交状況にあります。

これが多くのアルコール依存症者の家庭です。したがって家族が切りだしに登板しないといけないでしょう。家族もアルコール依存症をうたがわれる人物に永いこと痛めつけられ、煮え湯を飲まされてきているので、関係がきょくどに悪化しているのが普通です。しかし、結局は家族しかいないわけです。したがって自助グループや家族教室にかよって冷静さをとりもどしてから、酒害者に切りだすしかないでしょう。そういうときも、一対一では依存症を疑われる人に言い負かされるでしょう。親、子、近所の人などをあつめて説得すべきです。人数は多いほうがいいのです。

前日にでも説得の要点をまとめておいて、切りだします。「専門家に相談してきたのですが、

あなたは病気にかかっているらしいですよ。あなたも病院に相談にいけばいいでしょう」と切りだして、耳をかたむけるようなら、

「あなたは、いままで飲んで苦しいことをいっぱい経験してきたけれど、意志が弱かったり、人間性が劣っていたからではなく、病気にかかっていたからだそうですよ。アルコール依存症という病気らしいですよ。この病気は、糖尿病やガンとおなじ意味で、病気です。アルコール依存症という病気は専門的治療をうければすっかり治って、健康な生活をとりもどすことができます」と説明してあげればいいでしょう。

医療を勧める場合には、初めから終わりまで、アルコール依存症をうたがわれる人の立場に立って共感をしめすことです。「美味くもない酒を飲んでいたのですね。つらかったでしょう」と寄りそっていけばいいのです。

酒害者が治療することに同意すれば、気持ちの変わらないうちに受診すべきです。

一回目の切りだしが不調におわってもあきらめず、次のチャンスをまつべきです。失敗したからといってあきらめてしまえば、一巻の終りです。

私は家族とともに暮らしている酒害者への対応を考えてきましたが、現代の日本にはアルコール依存症者の説得に関して難しいことが起きています。若い男女にアルコール依存症が増加しているのはよく知られた事実ですが、彼らはひとり暮らしであることが多いのです。若い人のみならず中高年にもひとり暮らしがひろがっています。ですから同居家族にチャンネルを

あわせた説得介入が不可能なのです。

ひとり暮らしでなくとも、家庭のなかで孤立していることが多く、同居の親も子も、無関心であるためにアルコール依存症が進行していく事例が多い。

息子や娘が六〇代になっていて、しかも独身で、アルコール依存症におちいっているケースがふえています。六〇代の息子（あるいは娘）と八〇代後半の母がふたり暮らしで、アルコール依存症の息子(娘)が、母親に酒を買いに行かせる。母親はたいがい、「自分の育て方がわるかった、世間様に申し訳がない」と小さくなっているのですが、現在のわが国に多いパターンです。

こういうケースなどでは気がついた人が、精神保健福祉センター、保健所、市町村、医療機関、自助グループに相談してほしい。

入院治療と通院治療の違い

説得が功を奏すれば医療機関にむかいますので、専門病院と専門外来についてひと言述べておきましょう。

わが国には入院設備をもった、約二〇〇施設の専門病院と、それをもたない約一〇〇施設の専門外来がありますが、病院がつねに外来専門のクリニックよりも優っているということにはなりません。両者にはそれぞれメリットとデメリットがあります。

大都市にはアルコール医療機関がたくさんありますから、選択の余地がありますが、地方にはそれが少なく、選べないのが普通です。

入院という治療方法と通院という治療方法の違いはどこからくるのでしょうか。

それにはいくつかのポイントがあるのです。離脱症状が重症になると、振戦せん妄や幻聴・幻視などが出現しますが、こういう症状がある間は危険であるために入院治療が必要になります。

ふたつめのポイントは合併症の有無、あるいはその程度です。アルコール依存症には、肝臓疾患や消化器疾患、あるいは脳障害が重い症状を呈することが少なくなく、こういうケースでは入院治療になります。骨折があっても入院治療になります。

みっつめのポイントは家族関係です。家族に当事者を世話ができないときは入院治療が選ばれます。入院治療の長所のひとつは、アルコール依存症という心身にわたる病気を集中的に治療してもらえることです。入院期間中、患者が断酒に打ちこめるのも入院治療の長所のひとつです。入院中に近隣の自助グループに通いますから、例会出席という習慣を身につけられるという長所もあります。

入院治療の欠点は、少なくともワン・クール三か月は入院しなければならず、この期間、仕事に穴をあけてしまいます。

通院治療でやっていくには、通院できる体力があって、世話してくれる家族がいることです。

絶対に酒を断ちつづけるぞ、という覚悟も必要です。専門外来の最大の長所は、仕事をつづけながら治療をうけることが可能な点です。通院ならアルコール依存症罹患というプライバシーも守れます。専門外来のパンフレットでは、内科的な病気は別の医院で、並行的に治療することができるとしていますが、実際に通院しだすとアルコール依存症が主体になってしまい、臓器の治療がお留守になってしまうのが、弱点であります。

最後に近年発展してきた職場における援助プログラムについて述べます。

職場にはよく飲んでいる人もほとんど飲んでいない人も混在していますが、病的飲酒をうかがわせる人もいます。永年おなじ職場で勤務していると、飲み方も相互にわかってきます。

次のような人がいる職場もあります。遅刻や早退、欠勤が多く、飲み会でも過剰飲酒して、トラブルを起こす。朝から酒臭く、休日の翌日によく欠勤する。感情面のセルフコントロールが下手になっていて、同僚とよく衝突している。

右のようなケースにはアルコール依存症者がひそんでいることも多いでしょう。上司が健康管理室の保健師に相談して、アルコール依存症のうたがわる従業員を治療につなぐようになってきています。要するに職場が業務として治療をうけることを従業員に命じるのですが、これはＥＡＰ（Employee Assistance Program 従業員援助プログラム）とよばれ、第二次世界大戦が終了したころのアメリカの保険会社のこころみに起源があります。

問題のある従業員は早期に治療をうけさせ、回復後に職場復帰させたほうが、あたらしく従業員を雇いいれるより、費用が安くつくからという着想から発足したのでした。日本のＥＡＰは公務員の世界にもひろがりをみせています。

＊ランチタイム

私（「ランチタイム」の筆者）は車で通勤していた時代、自宅近くまで帰ってから、立飲み屋に寄った。酔ってくると飲酒運転で帰った。溝などへ脱輪することがしょっちゅうだった。腹に下地を入れているのに、晩飯を食うときも飲んだ。夜がふけてくると、ビデオの洋画をみながら水割りを飲んだ。

真夜中の一時ごろに目がさめた瞬間、烈しい飲酒欲求が喉にこみあげてきた。夜中に目が明いたときはたいがいこうだった。家のなかをうろうろと歩きまわって、酒を探索する。見つけると、燃料を補給するような感じで飲酒した。寝床にもぐり、明け方、また目が明く。起床するにはまだ早い時刻で、車に乗ってカップ酒一本を買いにいく。カップ酒の早朝の酔いは格別であった。

会社ではよく仕事に打ちこみ、上司や同僚の受けがなかなかよかった。ランチタイムには飯屋に行った。私の卒業した学校では大昔から昼休みのことをランチタイムと呼んできていて、それに染まったとみえ、いい齢のおっさんになっても、ごく自然にランチタイムということばが口からでるのだ。日替わりメニューを食って焼酎を少々飲むのが日課になっていた。ランチタイムが終わるころ、素知らぬ顔で職場にもどった。

夕方、同僚に誘われたときは、飲みにでる。酔ってくると、社長を罵倒し、天下をとった気になっていたものだ。夜の一一時ぐらいに同僚たちをつれて家に帰り、妻に「なんか出せ！」とどなる。飲みながらわいわいと騒ぎ、組閣名簿を作成する。社長、専務、部長などにふさわしい同僚をあげていくのだった。

数年来、社内の定期健診で、肝臓の数値がわるく、健康管理室の産業医からアルコール依存症が疑われるので、専門病院を受診するように言われてきた。そして受診したら入院しないといけないとなった。病院では一か月経ってから外泊できるようになると、酒瓶を一、二本買って、それを病院近くの公園の繁みに隠した。そして、病院から外出しては公園で飲み、病院にもどっては布団をかぶって寝て、偽装していた。

入院中に妻が子どもをつれて実家に帰っていたから、帰宅しても家が真っ暗であり、ご飯を炊くことから始めねばならなかった。腹立たしさから退院した日から飲み、出社しても職場でも飲むようになった。トイレのボックスに入り、オロナミンCの容器に入れたウイスキーを飲んでいた。

容態は入院するまえよりひどくなった。より低級な店を探して安酒を飲み、酒が切れてくると、漠然とした恐怖をおぼえる。からだが小刻みにふるえ、手もふるえる。一杯飲むとピタリとふるえが止まる。すぐ二回目の入院となり、入院患者たちが「もう戻ったか」と嘲笑した。二回目の入院中に妻が家にもどって家族教室と酒害教室を受講してくれた。

病院にきてくれた日の夕方、いつも、夫婦で病棟の屋上から市街地とその向こうの我が家のある方向をみた。子どもを抱きあげ、からだの温もりがつたわってきて、言いようのない安堵感と、「なにがなんでも、酒をやめてやるぞ」という闘志をおぼえたものだ。

二回目の退院をしたころ、営業赤字をつづけていた会社が銀行の管理下に入り、私はレイオフ（一時解雇）となった。三年間あまり、近所の水道屋に雇ってもらって働いた。

真夏の炎天下、真冬の吹雪でも工事にあけくれ、夜は夫婦で例会にかよって、自分について、また酒害について話した。結局、定年まで働き、子どもも独立した。毎日、ランチタイムに夫婦で川沿いの堤防道を散歩し、スーパーで食糧を買い、時どきに高台にあるレストランで昼食をとっている。断酒は三〇年を越えた。

現在、つくづく納得していることがある。そのひとつは、アルコール依存症は病気であるということだ。道徳的な退廃であるとか人格的歪みというのは誤解であり、肺炎や胃潰瘍と同じように病気である。努力を要する病気である。もうひとつは、酒は断ちつづけることができ、病気から回復するということだ。

第三講　酒を断ちつづける方法

自助グループに入会することが近道

自助グループでも喫煙者が禁煙に踏みきることが多くなっています。私も喫煙年数が永かったのですが、タバコの害がいやになりやめました。禁煙外来にかかっていたのでなく、いろいろ工夫してやめました。

禁煙にいくど挑戦しても、やめられない人がいます。神経症やその地続きである神経質はたいへんやめ難いらしい。

アルコール依存症が進行して酒害を巻きちらすようになっていても、なかなか断酒ができない人がいます。断酒に踏み切る前後にもっとも必要とするのは理解力です。理解力がとぼしかったら、自他の状況や酒害のていど、やめていく方法がわからないでしょう。

この世にはたった一回尿失禁しただけで、そのあと、何十年にもわたって酒を断っている人がいますが、その一方で、酒のせいで人を殺していても断酒ができない人もいます。

専門病院に何十回も入退院をくり返しながらやめられない人も、一回だけの通院ですっかりやめきっている人もいます。

酒をやめるには自助グループに入会することが早道です。それには日本の風土のなかから生まれ、日本の実情に根ざして運営されている断酒会と、アメリカ型のＡＡがありますが、のちほどそれぞれの起源、共通点、相違点などを詳述したいと思います。

昔は地域から直接自助グループに入会し、酒をやめていく人が多かったけれど、現在では、最初、医療につながって、その治療、指導をうけてから自助グループに入会してやめる人が大半です。

酒を断っても心身になんら変化が生じない人もいますが、これは少数派で、毎日のように飲んでいた人が、酒を断つと、普通はイライラ感や不安感、焦燥感などの不快な離脱症状が出現します。そのために落ち着きをなくし、あちこちへと歩きまわります。

禁煙に踏みきったときの離脱症状もなかなかのものですが、アルコール依存症者の離脱症状のすごさといったらありません。

こうした苦痛から逃れるために一杯を飲みたくなります。これを「離脱期」とよび、およそ一週間前後で乗りきることができます。離脱期がおわれば「静穏期」に入ります。表11は、断酒初期の回復過程です。

静穏期は、離脱症状が消失し、当事者も家族も精神

表 11　断酒初期における回復のステージ

離脱期……………	断酒してから一週間前後
↓	
静穏期……………	一週間から一か月前後
↓	
再飲酒危機期……	断酒一か月から一年前後
↓	
生活再構築期……	断酒一年前後から三年前後
↓	
安定期……………	三年以降

本書第三講「酒を断ちつづける方法」より

的に安定しています。これが断酒一週間から一か月前後つづくでしょう。ストレスには非常によわく、つらいことや苦しいことに遭遇すると、瞬間的に酒を想いだします。本や酒害教室をとおして、アルコール依存症の学習を開始するのにふさわしい時期です。そして、アルコール依存症であることに揺るぎのない、敵幾百万といえども我ひとり行かんというように確固とした信念を涵養《かんよう》すべきときです。大袈裟だと思われるかもしれませんが、超長期にわたって断酒を継続するにはアルコール依存症であることに強大な自覚をもつ必要があるのです。

また、抗酒剤の服用と自助グループへの参加を習慣化すべきときでもあります。

抗酒剤には二種類があります。液体のシアナマイドと粉末のノックビンです。前者は、アルコール代謝の過程で、アルコール脱水素酵素の働きを阻害し、後者はやはりアルコールの代謝過程で、アセトアルデヒド脱水素酵素の働きを阻害します。もし抗酒剤を服用しているのに飲酒すれば、呼吸困難、心悸昂進、顔面紅潮、悪心嘔吐、めまい、頭痛、血圧低下などを引きおこし、ひどいときは立っていられなくなります。抗酒剤を服用してから飲酒すれば苦しくなるということがわかっているので、抗酒剤で飲酒欲求を抑えられる効果が生じます。

家族としては、当事者に酒をやめてもらったことに対するねぎらいと感謝のことばを口にしたいものです。そのことばが、当事者にいよいよ断酒意欲を高めるのです。自助グループや家族教室に積極的に参加することが重要です。

断酒一か月前後から一年前後までは、「再飲酒危機期」と言われます。初期のつよい不安が後退しているが、日常生活の裂け目から、突然、燃えるような烈しい飲酒欲求が湧き、再飲酒しやすい時期なのです。

当事者は安定しているように見えても、ささいなことから湖上の一枚の葉のように揺れに揺れて不安定になります。

ストレスには依然として弱く、苦しかったり立腹したりすると酒を想いだし、烈しい飲酒欲求にさらされます。状態がよい日には自分をかなり正確に見つめられます。

この時期における精神的な不調には家庭のなかのゆがみと、仕事面での焦りがあります。抗酒剤の服用と自助グループへの出席は継続し、習慣化をはかります。飲酒欲求に襲われるたびに飲んでいては、いつまでも断酒人として向上しないので、危機の一つひとつを飲まずに乗りこえていきます。困難を飲まずに乗り越えるたびに、当事者は強さ、やさしさ、賢さを身につけていくのです。

魅力的な家族になる努力が必要ですが、これは惹かれたり惹いたりするのが実人生の実相だからです。病的な世話焼き行為も減らしていきます。家族としては過去のことを教訓にすることがあっても、愚痴は言わない。当事者にはハイレベルな要望も口にしないことです。

断酒一年前後から「生活再構築期」に入り、三年前後までつづきます。

この時期に飲酒欲求におそわれても、それをそらす技法が身につきます。突然、予期していなかった、重大かつ複雑かつ緊急的な問題に直面すると、幼児のように混乱してしまいますが、飲まずに立ちなおれます。依然として家庭のなかにゆがみが残っていて、当事者としては夫婦関係と親子関係の健全化に努力しなければならない。この時期から自助グループのなかで自らの役割をはたさなければならないのです。具体的なひとつの例ですが、例会まえに会場に一番乗りし、机や椅子をならべたりして会場を設営するのもいいでしょう。

家族としては、断酒していることを称賛し、やめていくことの苦しさに共感をしめし、また、感謝のことばも口にすべきです。

断酒三年以降に「安定期」に入ります。

依然として、のめり込みがつづいていますが、断酒は相当安定的になっています。自分のライフステージ上での出来事、すなわち、家族の死、昇進、栄転、子どもの結婚、自身の定年退職などが危機をまねくことがあります。したがって、あたらしい生き方にチャレンジしていくことがたいせつです。

また、自助グループのなかでの自身の役割を批評的に観察することが重要です。

三年以上やめてくると、自助グループ内で活躍してほしいと依頼されるものですが、理由なく拒むと断酒がうまくいかなくなることもあり、慎重な対応が必要です。

飲めばどんどん進行していくアルコール依存症

家族が感謝や共感、称賛のことばを口にすると、当事者がより真剣に断酒に取り組むでしょう。右のように離脱期→静穏期→再飲酒危機期→生活再構築期→安定期というふうに述べてくると、酒をやめた人はみんなそう歩むと思われるでしょう。だが、現実は、いろんな段階で再飲酒する人が多くて、たとえば離脱期→静穏期→離脱期→静穏期→離脱期→静穏期→再飲酒危機期→離脱期というようなサイクルを踏む人もいます。

アルコール依存症と言う病名をもらって、即、自助グループの人となり、一回も飲まずに酒を断っていく人というのはマレです。ふつうは、倒れるたびに起きあがり、そうして強く賢くなっていくのです。

ある専門病院がすべての退院者の追跡調査をおこなって、八年間のうちに四〇％が死んでいるとする統計を公表しています。これなどまだ死亡パーセントが少ないほうですが、総退院者は自助グループに加入していた人たちもふくめた数字ですから、いかに断酒継続が至難のことであり、いかにアルコール依存症者は死に近いかをしめしていると思われます。

いくども離脱期を体験しているうちに、転職に追いこまれて、会社員なら会社の規模がどんどん小さくなり、五、六回目になると零細企業となり、それでもやめられなかったら失業者になってしまいます。

アルコール依存症にも病齢があり、初期、中期、後期に大別できます。それでは病齢のちがいによって自助グループ入会後の生活が変わるのでしょうか。

・罪悪感が生じてきた
・隠れ飲みをする
・酒の話を避ける
・他の人が飲むことをやめるときにやめられなくなった

以上の四点は初期の病態です。

・たえず自責の念にかられる
・他のことに興味がなくなる
・住居や仕事を変える
・家族や友人が避けるようになる

以上の四点は中期の病態です。

・連続飲酒
・言いようのない恐怖感

・何も手につかない
・完全に敗北したと思う

以上の四点は後期の病態です。

病齢のちがいによって断酒率に大きな差がつくことがないのですが、進行していれば進行しているほど苦しい断酒生活になります。具体的に言えば、うつ病や神経症を発症させる確率が高まります。家族間の不和も深刻になります。経済面でも苦しくなります。

それからもうひとつは、進行していれば進行しているほど回復に永い年月が要するということです。重い依存症者として断酒をスタートさせたら、世間一般の普通の健常者ぐらいまで回復するのには永い年数がかかるのです。したがってアルコール依存症者は、極力、初期のうちにソブラエティ（素面で生きること）を開始すべきなのです。

アルコール依存症者は酒をやめなかったら、身体のほうもどんどん重い病気に冒されていきます。最初かかっていた病気がアルコール依存症だけだった人（筆者の自助グループにおける同期生）も、三年後の離脱期には肝硬変と糖尿病も背負いこみ、六年後の離脱期には高血圧とガン、アルコール心筋症というふうに重い病気に打ちのめされていました。この人も静穏期の断酒一か月の壁をどうしても破れず、神社の境内で野宿していて凍死しました。

私のこの同期の男性は、はじめて自助グループに顔をみせたときは親子四人でくらしていたのですが、たび重なる再飲酒のために生活が立て直せず、家庭が崩壊し、ひとりぼっちで横死しましたが、遺体の引きとり人がなく、葬式もしてもらえずに火葬場に直行して荼毘《だび》に付されたのでした。

アルコール依存症には身元ひきうけ人のいない形で死亡をすることが少なくない。

成人して酒を嗜んでいるうちに飲酒量もふえ、いつのまにかアルコール依存症になってしまったらどうすればいいのでしょうか。

私は初期のうちに医療機関で治療してもらって、その後すぐに自助グループに加入し、自助グループのなかで活動して、回復していくのがもっともポピュラーな在り方だと思っています。

アルコール医療機関はおしなべて優秀ですが、それでは医療機関に問題がないのでしょうか。

病院やクリニックは治療にはいいのですが、お医者さんもソーシャルワーカーさんも看護師さんも熱心に医療を展開されているのですが、そこは依存症者が十全な回復をとげる場ではありません。

断酒人が全人格的にむすびあう自助グループで活動してこそ、回復が実現するのです。アルコール依存症を治していけるのは、同じアルコール依存症を病み、飲まずに生きて、活動しているアルコール依存症者だけです。医療者にも家族にも治せないのがアルコール依存症なのです。したがって通院しつづけるのはいいのですが、軸足は自助グループに置き、自助グループの活動と人間関係のなかで回復していけばいいと思います。

一九三五年にＡＡがうまれた

ここから自助グループについて述べていきます。

ＡＡは自覚的に意識された人類最初の自助グループであり、自助グループとしては世界で最大のメンバー数を誇っています。ＡＡが世評を高めてから、薬物依存者のＮＡ、ギャンブル中毒者のＧＡ、過食症者のＢＡなどがＡＡをモデルにうまれました。

日本の全国組織をもつ約一〇〇団体の自助グループのなかで、最大規模の断酒会もＡＡに範をもとめて結成されたものです。

アメリカの禁酒法（一九二〇〜一九三三年）が廃止になってすぐの一九三五年にニューヨークの株式仲買人であるビルが、オハイオ州アクロンで、その地の外科医であるボブと知りあってＡＡを創設します。ふたりは、ともにアルコール中毒者で、知りあった日、ふたりは部屋にこもって永い時間、自らの酒害を告白しあったといいます。

その後、各地に同趣旨のグループがうまれ、四年後に“*Alcoholics Anonymous*”が出版され、のちこの本が「ビックブック」と呼称されると同時に、この本の公刊を契機にして書名のイニシャルからＡＡと呼ばれるようになりました。

医師たちもビックブックに述べられた、中毒症状を研究し、さらに酒を断っていく技法を学んで、アルコール医療が興っていくのです。

ＡＡは現在一四〇か国以上にひろがり二五〇万人のメンバーを擁するまでに発展していま す。ＡＡはアメリカから日本に昭和三〇（一九五五）年ごろ流入したのですが、立ち消えとなり、昭和五〇（一九七五）年ごろに再度の伝来があり活動が活発になったのです。今日では、全国に約三五〇グループ、およそ四〇〇〇人のメンバーがあつまっています。

ミーティングには種類があって、その中心はアルコール依存症の当事者だけが参加できるクローズド・ミーティングです。誰でも参加できるオープン・ミーティングも多い。

ミーティングでは、その日のために設けられたテーマに即して、参加者全員が自らの考えを述べていきます。発言したくないときにはパスすることもできます。テーマに即して語ることは、酒害体験を掘りおこして話す断酒会と異なる点だが、ＡＡも近年、酒害を語るふうがでてきている。

ＡＡには二種類の基本文献があります。断酒していく道筋における方法を段階的にのべた「一二のステップ」（表12）と、ＡＡという組織を運営していく上での約束事である「一二の伝統」（表13）がそれであります。

一二のステップの最初の部分をみていきます。ステップ一に「私たちはアルコールに対して無力であり、思い通りに生きていけなくなったことを認めた」とあります。

適当なところでやめられない。普通の飲み方ができず、そのために正常な生き方ができなく

表12　AAの「一二のステップ」

1. 私たちはアルコールに対し無力であり、思い通りに生きていけなくなっていたことを認めた。
2. 自分を超えた大きな力が、私たちを健康な心に戻してくれると信じるようになった。
3. 私たちの意志と生き方を、自分なりに理解した神の配慮にゆだねる決心をした。
4. 恐れずに、徹底して、自分自身の棚卸しを行ない、それを表に作った。
5. 神に対し、自分に対し、そしてもう一人の人に対して、自分の過ちの本質をありのままに認めた。
6. こうした性格上の欠点全部を、神に取り除いてもらう準備がすべて整った。
7. 私たちの短所を取り除いてください、と謙虚に神に求めた。
8. 私たちが傷つけたすべての人の表を作り、その人たち全員に進んで埋め合わせをしようとする気持ちになった。
9. その人たちやほかの人を傷つけない限り、機会あるたびに、その人たちに直接埋め合わせをした。
10. 自分自身の棚卸しを続け、間違ったときは直ちにそれを認めた。
11. 祈りと黙想を通して、自分なりに理解した神との意識的な触れ合いを深め、神の意志を知ることと、それを実践する力だけを求めた。
12. これらのステップを経た結果、私たちは霊的に目覚め、このメッセージをアルコホーリクに伝え、そして私たちのすべてのことにこの原理を実行しようと努力した。

AAワールドサービス社

なったことを「無力」ということばにこめています。無力ということがソブラエティの出発点であり、AAの原点です。ステップ一を認めたということは、酒を適切にはコントロールできない病気（アルコール依存症）にかかっていることをも認めるということになるのです。

ステップの二と三は、「無力」であることとアルコール依存症であることを認めたあとの自分の在り方を規定しています。すなわち、無力な依存症者であるがゆえに、自分を超えた大きな力に我が身をゆだねるというのです。一二のステップに書かれた「自分を超えた大きな力」、「自分なりに理解した神」、「ハイヤーパワー」は、すべて同一のものを意味しているのです。

神ということばは、キリスト教を連想させて、異教徒の反発をまねくこともあるでしょう。そうした反発をさけるために、「自分を超えた大きな力」、「自分なりに理解した神」、「ハイヤーパワー」と言いかえることで、宗教間の相克《そうこく》をのりこえて受容するように配慮されているのです。

右のように一二のステップは、無力なアルコール依存症者である自分が、自分を越えた大きな力に一身をゆだねて酒をやめていくと誓っているのです。一般人で一二のステップの内容に魅惑された人びとも多く、一二のステップを日常の生活に活用しています。

「一二の伝統」（表13）をみてみましょう。

AAは政治との関係で、あるいはその他の混乱で苦労してきたので、他の中毒者団体やワシントニアン運動に学んで、それを一二の伝統として定めたのです。

一二の伝統において強調されていることは、①アノニミティ（無名であること）の重視、②内部においてメンバーが平等であること、③外部の人びとや外部の団体に介入されたり、介入

表13　AAの「一二の伝統」

1. 優先されなければならないのは、全体の福利である。個人の回復はＡＡの一体性にかかわっている。
2. 私たちのグループの目的のための最高の権威はただ一つ、グループの良心のなかに自分を表される、愛の神である。私たちのリーダーは奉仕を任されたしもべであって、支配はしない。
3. ＡＡのメンバーになるために必要なことはただ一つ、飲酒をやめたいという願いだけである。
4. 各グループの主体性は、他のグループまたはＡＡ全体に影響を及ぼす事柄を除いて、尊重されるべきである。
5. 各グループの本来の目的はただ一つ、いま苦しんでいるアルコホーリクにメッセージを運ぶことである。
6. ＡＡグループはどのような関連施設や外部の事業にも、その活動を支持したり、資金を提供したり、ＡＡの名前を貸したりすべきではない。金銭や財産、名声によって、私たちがＡＡ本来の目的から外れてしまわないようにするためである。
7. すべてのＡＡグループは、外部からの寄付を辞退して、完全に自立すべきである。
8. ＡＡは、あくまでも職業化されずアマチュアでなければならない。
9. ＡＡそのものは決して組織化されるべきではない。だがグループやメンバーに対して直接責任を負うサービス機関や委員会を設けることができる。
10. ＡＡは、外部の問題に意見を持たない。したがって、ＡＡの名前は決して公の論争では引き合いに出されない。
11. 私たちの広報活動は、宣伝よりもひきつける魅力に基づくものであり、活字、電波、映像の分野では、私たちはつねに個人名を伏せる必要がある。
12. 無名であることは、私たちの伝統全体の霊的な基礎である。それは各個人よりも原理を優先すべきことを、つねに私たちに思い起こさせるものである。

AA ワールドサービス社

したりしないこと、④経済的に自立していること、であります。

これらの①～④は、二一世紀の今日でも毅然として維持されており、具眼の士から尊敬の念で見守られています。

以上、ＡＡの歴史や一二のステップ、一二の伝統の内容をかいつまんで説明してきましたが、これからＡＡ創設時に顕著であった思想的意義を述べます。

医療も家族もアルコール依存症を治せない

アルコール依存症は永いこと病気としてではなく道徳モデルで、つまり「人格的な退廃」として扱われてきました。そして治らない病気として卑賤視されてきました。それが二〇世紀の中葉ちかくになってから病気というふうに見られるようになったのですが、当時「治療の方法がない」と医療サイドから見捨てられていました。

病気でありながら治療方法がないと判じられていたからこそ、当事者たちが自分たちの力で回復していこうと熱烈な立ちあがりを示したのです。これがＡＡ創設の背後にあった動因なのです。医療や行政から見放されていたからこそ、メンバーたちが火の玉になって自主的にソブラエティ（素面で生きること）に取りくんだのです。

アルコール依存症は、家族のなかのよわい部分に出現し、しかも当事者の内部でひとり静かに進行していくことは絶対になく、他者を巻きこみ、他者を傷つけながら破局にむかって進行していきます。ほんとうに酒をやめるには、他者に依存していてはやめられず、他者がどうであろうと自分がやめねばならず、また、このことの裏返しになるが、他者に断酒させることができないのです。これがアルコール依存症の正体であり本態なのです。

どんなに協力し、どんなに援助しても、アルコール依存症者をして、酒をやめさせることにはならないのです。

アルコール依存症は医者に治せない病気であり、他者に援助してもらっているあいだは治らず、さらに他者が援助することができない病気であるのです。こういう苦境が、同じ病気をもつ者同士の友情と団結、すなわち自助グループの結成へと駆りたてたのです。

日本ではアルコール依存症を治していく自助グループとして、ＡＡと断酒会が存在し、ともに高評価をえています。

断酒会は昭和三三（一九五八）年に高知県と東京都でほぼ同時に呱呱《ここ》の声をあげ、昭和三八年に全日本断酒連盟（全断連）が誕生して全国ネットの形態をととのえます。

平成二九（二〇一七）年現在、全国に約五七〇の断酒会、約七五〇〇人の会員が加入する組織になっています。

断酒会はその結成時にＡＡから多くのことを学んで、それらを日本の風土に適したものに変えて出発しているために、断酒会とＡＡには共通点とともに相違点が存在しています。

第一の共通点は、両者とも「出席して話しあう」ことを最重視し、ともにそれぞれの組織の根幹になっています。ＡＡミーティングのテーマは「一二のステップ」と「一二の伝統」の内容から採用され、参加者たちがミーティングをとおして組織の根幹を知り、毎日の生活に活用しているのです。病院や施設に足をはこんで、まだＡＡを知らない依存症者にソブラエティの歓びをつたえる「メッセージ」もたいせつなものと位置づけられています。

他方、断酒会では、例会、記念大会、研修会の会場には二種類の垂れ幕がかかげられています。垂れ幕には「一日断酒」「例会出席」と墨痕もあざやかに大書されていますが、これが断酒の方法論であり、断酒会のイデオロギーでもあるのです。

どんなにひどい酒飲みでも、一日ぐらいは飲まずにすごすことができるのだから、我われも一日だけにこだわってやめ、断酒日数を積みあげていく。会員は、朝、「今日一日だけは絶対やめる」と決意します。その日、飲酒欲求に襲われたら、今夜一二時までは絶対に飲まないぞ、明日は腹一杯になるまで飲むぞ、と自身で自身をあやします。明日になれば、また、「今日一日だけは絶対やめる」と決意を新たにします。

要するに、飲酒の先送りであり、例会に出席して精神的なエネルギーを補給することで、断酒を継続していく。すなわち、自助グループの仲間たちと声をかけあって、一日ずつ断っていくのです。『老子』にありますが、まさに「千里の行も足下に始まる」のです。一日ずつやめていけば、一か月、一年、一〇年になるのです。すなわち「千里の道も一歩から」です。

電話やメールでもリアルタイムに体験談を交流させられるでしょうが、断酒会は足で稼ぐことを推奨しているのです。例会に出席して、実際に酒をやめている人の姿を見、その声を聴けば、やめていく上で、大きな効果があると考えているのです。

ＡＡにも断酒会にも「言いっぱなし聴きっぱなし」という不文律があるのも共通しています。仲間の体験談や意見について、批評やアドバイスをはさまずに傾聴しておくという原則なのです。

たくさんある自助グループの効果

ＡＡや断酒会は「出席して話しあう」を標榜して活動をくりひろげ、無数の回復者がうまれました。これに影響された医療機関も、集団精神療法と銘打って各種ミーティングを導入しています。

依存症をわずらう人びとが「出席して話しあう」ことの結果、どんな効果があらわれているのでしょうか。いくらかの確認されている効果を箇条書きにします。

ひとつは安心感です。ミーティングや例会に通えば、その道中もふくめて、数時間飲まないですごせるという安心感が生じます。

ふたつめは元気がでることです。困難な状況のなかで立ちなおろうとする仲間の姿と意志が、周囲のものを元気づけます。飲まないで過ごしている人でも、明日のことには不安をもっているものですが、やめるぞという決然としたことばを聴けば、「自分もがんばるぞ」という気になります。

みっつめに客観視という効果があります。仲間の体験談や意見を聴いていると、自分の感じ方、考え方の片寄りがよくわかってきます。例会に人生的な問題を感じながら出席し、大勢の仲間の話を聴いた帰路、すっかり問題が氷解していることが多い。つまり例会が個々の考え方を軌道修正してくれるのです。例会場は鏡の部屋だという見解がありますが、仲間の存在が、自分にとって合せ鏡の作用をしてくれる。

よっつめに記憶保持の効果があります。人は生きていく道筋で、耐えられないような苦しみや悲しみに遭遇することがあります。そういう記憶も永い歳月が経過すれば、記憶が風化して、苦しみや悲しみに切迫感がなくなってくるものです。それどころか、苦しかったことや悲しかったことが懐かしく想いだされる。果ては「あれはあれでよかった」と総括するまでになります。人間としての浅はかさかもしれませんが、これだからこそ、痛苦の多い世の中をなんとか渡っていけるのでしょう。

しかし、酒をやめることを目的にすれば、飲酒にまつわる苦しみ・悲しみは風化させてはならず、自助グループに「出席して話しあう」ことで、酒害の風化は防止できるのです。

いつつめに偏見から解き放たれる効果があります。

酒害者は病気としてではなく、道徳的な堕落としてみられてきました。このことは、今日でも「意志のよわいダメなやつ」という見方が横行していることからも確かです。

第二次世界大戦後、我が国でも酒害者は病院に収容され、一応、病気として扱われるようになったものの、あらたに「精神障害者」というラベリングがなされ、現在、断酒人は苦しんでいるのですが、例会・ミーティングですごす時間帯は、このようなスティグマから自由であります。

むっつめに酒を飲まないという効果があります。例会・ミーティングで仲間が飲んで悲惨になったという話をします。聴いているものは、飲まずに生きようと決意をあらたにします。

ななつめに、わかちあいという効果があります。これは自助グループにおいて最大の効用だと評価されています。酒害というのは、悲惨で孤独な病気ですが、それだからこそ、「同じ体験をした人に出会いたい」と思ってきたのです。酒害者としての苦しみや悲しみは、例会において酒害者同士でわかちあえるのです。

やっつめに、人との接し方がわかるという効果があります。酒害者には人間関係が希薄であったり、それが苦手であったり、人間関係の意識が乏しかったりする人が多いのですが、それゆえ、無聊《ぶりょう》を慰めるために飲んできたし、人との関係を壊して飲んできました。自助グループに定着すれば、いつのまにか、人間関係の築き方が身についているものです。

ここのつめに、表現力がつくという効果があります。例会に初めてきたとき、ほとんど話せ

なかった人でも、通いつづけているうちに巧みな表現者になっています
以上、右にあげた諸点が自助グループへの出席から得られるものです。

断酒会とＡＡの相違点

断酒会にもＡＡにも共通した効果があり、共通した機能をもっていますが、それでは、断酒会とＡＡにおける相違点とはどんなものでしょうか。

断酒会とＡＡはともに当事者の断酒継続を最大の目的にしていますが、それ以外になにを二次的な目的にしているのでしょうか。

アルコール依存症は家族関係のゆがみから発症し、もっともよわい箇所に出現するといわれていますが、病気を進行させるのも家族であるとされています。また同時に当事者の断酒と回復に大きな力を発揮できるのも家族だとされています。

断酒会もＡＡもともに家族の立場を重視し、そこが共通点になっていますが、家族が力点をおく位置が異なるのです。つまり、家族が自助グループのなかで果たす役割に大きな相違点があるのです。

断酒会では、家族は例会に当事者とともに出席することが重視されています。

ＡＡではアルコール依存症の当事者だけが集まってミーティングをひらき、家族（とりわけ

表14　「断酒の誓」

一、私たちは酒に対して無力であり、自分ひとりの力だけでは、どうにもならなくなったことを認めます。
一、私たちは断酒例会に出席し、自分を率直に語ります。
一、私たちは酒害体験を掘り起し、過去の過ちを素直に認めます。
一、私たちは自分を改革する努力をし、新しい人生を創ります。
一、私たちは家族はもとより、迷惑をかけた人たちに償いをします。
一、私たちは断酒の歓びを、酒害に悩む人たちに伝えます。

『せいりゅう』（清流 第44号）

表15　「心の誓」

　私は酒害から回復するため、断酒会に入会しました。
　これからは霊会に出席して酒を断ち、新しい自分をつくる努力をいたします。
　多くの仲間が立ち直っているのに、私が立ち直れないはずはありません。
　私も完全に酒を止めることができます。
　私は心の奥底から、酒のない人生を生きることを誓います。

『せいりゅう』（清流 第44号）

妻）はアラノン（Al Anon）にかよいます。これは独自の組織綱領をもつ歴とした別団体であります。子どもたちにもアラティーン（Al Ateen）が用意されています。

　断酒会では、例会冒頭に全員で「断酒の誓」（表14）を読みあげ、そのあとに当事者たちが「心の誓」（表15）を朗読します。

　つづいて家族たちが「家族の誓」を唱和します。家族は、記念大会や研修会、断酒学校にも家族という立場で、堂々と、また自由に参加できますが、そういう場での家族の体験談が当事者の蒙を啓き、当事者をして酒害を認識させる力をもっていると高評価されます。

ＡＡでは家族に自立した人間であることがもとめられ、断酒会では家族に当事者をささえることがもとめられるのです。

ＡＡは当事者と家族の間に距離をおき、断酒会は当事者と家族の一体性をめざしている。このあたりが断酒会とＡＡにおける相違点だといえるでしょう。近年、自助グループでは会員の減少がつづき、都市部の断酒会では家族の出席がすくない例会がふえています。また、断酒会でも家族に人間としての自立を模索するうごきが目立ってきています。

自助グループではアルコール依存症をみつめる当事者が、アルコール依存症のことを業病だと評することがあります。

アルコール依存症者は、他者を病気に巻きこみ、仕事も家庭も信用も喪ない、平均五一歳で死んでいきますし、専門病院を退院した人たちが、八年間のうちに四〇％が死んでいます。医者は依存症者を断酒の入口に立たせることができますし、家族も断酒に協力することができますが、医者も家族も当事者に酒をやめさせることはできないのです。医者も家族もアルコール依存症を治せず、自助グループにおける友情やこころの交流、同志愛だけが依存症を治せるのです。

酒を断ちつづける具体的な方法

私にはアルコール依存症をわずらう人たちをへらし、アルコール依存症者に酒をやめてもらいたいという強い思い入れがあります。くり返してくどいようですが、私が酒をやめられてきたのは、酒害者間の友情にめぐまれたからで、そう思いますと、現在、苦しい酒を飲んでいる人たちの力になりたい気分が湧いてくるのです。これから、やめる上で役に立ちそうなことを具体的に書いていきます。

①怒りを暴発させない。

喜怒哀楽といった感情のなかで、もっとも酒とむすびつきやすいのは怒りです。不安も酒を呼びますが、怒りはさらに危ない。怒っても飲酒しなくなる技法を身につけるには、怒ったときも飲まない習慣をつけることです。つまり、修練を積めば、怒りの感情をこころのなかで、サッとそらせるようになれるのです。

②疲れすぎに気をつける。

永年、私たちは疲れたときに飲んで元気を回復させてきたので、疲れが蓄積したときが危ない。ふだんから断酒のために疲れがたまらないように工夫する必要があります。

③飲みそうなところに行かない。

初心者は、酒席にでてはいけない。宴会のまえに「アルコール依存症になったので、自助グループにつながって断酒している」と言っておいても、酔った人は飲ませようとするから、また、宴会中は我慢できても、帰り道に飲むこともあるからです。

バーやスナックなどにも近よらないことです。力試しと称して、バーやスナックに出没して、目のまえのグラスに入ったアルコールをみつめる人がいますが、馬鹿げたことです。夜のネオン街をそぞろ歩きをすると、つよい飲酒欲求が湧き、いつのまにか飲んでしまうことになるでしょう。酒席にでないことは不義理だと思うかもしれませんが、不義理をかさねないことには断酒継続という大業が成りません。

④抗酒剤を服用する。

抗酒剤については前述しましたが、飲酒欲求を抑え、飲酒を防止する薬効があります。酒をやめたい気持ちが強いが、どうして飲んでしまうようなタイプには適しています。つまり、抗酒剤は自分の意志で服用することが原則であり、人に強制されるものではありません。家族は依存症者に断酒してほしいと願っているから、家族の目のまえで自主的に服用することが望ましい。

自助グループに通いながらも節酒を志向している人は、この薬を服用しません。「なにが何でも、断酒をつづけるぞ!」と決心している人たちの飲む薬です。

⑤仕事に就くのを急がない。

酒をやめた最初の数か月は、飲まないでいるだけでも、膨大な心的エネルギーを必要とし、仕事は心身をつかれさせるものですから、復職や再就職は、できることならばなるべく遅くすべきです。

酒をやめた最初の数か月は、仕事をせずに暮らし、自助グループだけにかよって断酒することを専一にすべきです。AAでは最初の九〇日間に、スポンサーとともに九〇回ミーティングに出席するように説いています。

再就職の会社をえらぶとき、賃金の額よりも自助グループに出席できる時刻に帰らせてくれる職場を重視すべきです。

⑥断酒宣言をする。

友人、知人、ご近所、職場、親戚の人びとに「アルコール依存症になったので、自助グループに入会して、酒をやめている」と言っておきます。最初は勇気が要りますが、やめつづければささいなことになります。アルコール依存症になっているのは事実ですから、多くの人びとに言っておいたほうが効果が大きい。

自助グループ専用の名刺もこしらえ、自助グループのなかで出会う人びとに渡しておけば、断酒の輪がひろがり、再会したときに声の掛けあいもできるようになります。

研修会や大会に参加するときも、会場の端に小さくなって座っているのではなく、最前列に堂々とした感じになって座り、意欲のたかさを示します。断酒を成功にみちびく要因は数多いが、積極性、主体性もそのひとつです。

⑦できるだけ積極的な生活を送る。

仕事のある人は仕事に打ちこみ、アルバイトの人はアルバイトに打ちこむ。無職の人も社会との接点があるわけですから、たとえば子どもの見守りや、寺社の清掃でもいい、社会に役立っているという自己イメージを大きくすることで、自尊感情をたかめていくことです。「小人閑居《かんきょ》して不善をなす」という格言は、ヒマをもてあましていては、つまらないことを想いつき、悪事をはたらく、という意味ですが、消極的になっていては断酒生活が後退します。

詩吟、ジョギング、書道、ラジオ体操、料理、球技、和歌・俳句、パソコン、読書……などに挑戦していけばいいのです。

⑧健康の維持・増進をはかる。

心身がじょうぶでないとソブラエティが永つづきしません。健康の維持・増進にこころせずに断酒ができるわけではないのです。食事や睡眠を規則正しくする必要があります。朝食をぬくのも、真夜中にあそんでいるのもダメです。就寝や起床も規則正しいものにすべきですが、超長期間にわたってソブラエティしている人というのは、積極的な生活をめざして健康を維持・増進しています。

自分の健康や体力に自信があってこそ、困難な課題に挑戦できるのです。ローマの詩人ユベナリウスの詩句にもとづく「健全なる精神は、健全なる身体に宿る」という名言は、精神と身体はたがいに密接していて、身体が健全ならば精神も健全であるとしているのです。断酒のために心身をじょうぶにしましょう。

⑨酒害を語りつづける。

例会場で酒をやめねばならない理由を語りつづけると、自らの酒害がみえてきます。派手な武勇伝ではなく、愚痴でも酒歴談でも自慢話でもなく、正直で熱いこころのこもった話をするようにします。そうすれば「個」が自覚でき、「個」が確立するのです。断酒継続には確固とした「個」が必要です。

例会で、飲んでいた当時の自己像を再現することはたいせつなことです。そうして酒害に関係した行動・行為を語っていくのですが、行動・行為を生ましめたこころの動きを描写することがもっと重要です。たとえば、「酒をだせ」とわめいて水を撒いたり、湯呑みをなげて窓ガラスをこわしていた、とすれば、これが酒害行為です。酒害行為をするには、その根本に酒でゆがんだこころの動きがあります。「妻と母だけの家で、脅したら酒をだすだろう、女はよわいものだ、と思って水を撒いたり湯呑みをなげたりした」とするならば、これが酒害心理です。ゆがんだこころの動きを描写していけば、自身の全貌に肉迫できますし、断酒を確実なものにすることにもなります。

親しくなった酒害者に手紙を書いたり、電話やメールで連絡を取りあうことも効果が大きい。幾度も失敗してきた人が日記をつけると、内省がすすみます。

⑩自助グループにかよいつづける。

自助グループの例会やミーティングにかよいつづけることが、断酒継続の最大の秘訣で、やめにくい人でも、かよいつづけていれば、いつか断酒できるようになります。

例会やミーティングには、人生のなぞを解明しようというような高邁な目的ではなく、「酒をやめている人びとの笑顔をみたい」というかるい気持ちで通うことが重要だと思います。酒をやめている人たちの輪に入っていれば、それでいいのだという感じがたいせつでしょう。自助グループには、例会以外に研修会、大会、定期総会、リクリエーション、忘年会、新年会などが用意されていますが、そういう場に気楽に数多く出席していけばいいのです。

⑪年数も人格もともに重要視していく。

この稿で「安定期」を述べました。断酒三年以降から安定期になり、自らの断酒の質に目をむけるステージに立ちます。このように三年ほどやめてくると、断酒の目的を断酒の継続年数におくのか、それとも人格の向上におくのか、と迷うものです。

継続年数こそ断酒の証しだと考える人は、研修会や大会にもたくさん参加して万全の態勢を採り、人格だと思う人は、宗教や道徳・倫理に関心をむけます。

超長期の断酒継続も人格的な裏づけがないと実現しないようであり、人格の向上も酒をやめないことには実現しないようです。したがって、自助グループに関係する人びとと友好な関係をむすび、年数か人格かというふうに二者択一にはしらず、「永くやめるぞ、人格も向上させるぞ」とあえて二兎を追い、一日ずつやめることをつづければいいのです。

第四講　日本はアルコール依存症にどう対応してきたのか

欧米の事情から知らねばならない

ここから明治以降の日本が、アルコール依存症（アルコール中毒）にたいして採ってきた対応をみていきます。日本におけるアルコール依存症者の扱われ方の大筋は、国の内部、つまり行政や医療、保健、教育、メディアなどで討議して生まれたというよりも、欧米の取組みが影響をおよぼした部分のほうがはるかに大きい。

したがって、我が国で、アルコール依存症にたいする対応策の歩みを知ろうとすれば、欧米のアルコール事情から述べねばならないのです。

産業革命を経た欧米では、酒類消費量が飛躍的に増大し、蒸留器の改良がさらに消費量を押しあげ、それに比例するかのように酒害が深刻になったので、アルコール問題への関心が高まっていきました。

「慢性アルコール中毒」ということばは、スウェーデンの医師マグヌス・フス（Huss,M.）によって一八五二年につくられました。

フスが臨床をやっていたら、単なる内科的疾患とはみえない症状があるのです。怠惰、胃腸炎、下痢、呼吸困難、病弱、短命などを引きおこしている特別な病因があるようだと彼は考え、それは永年の過剰飲酒だと結論づけました。その過剰飲酒でもたらされているのが慢性アルコール中毒という病気であると医学書に表記したのでした。

しかし、慢性アルコール中毒という用語は、二〇世紀になるまで一般的につかわれることがありませんでしたし、第一、概念自体もあさいものでした。

日本人でアルコール中毒ということばを最初につかったのは中江兆民です。衆議院議員をやめるとき、「アルコール中毒になっていますので、採決の人員に入れていただきにくく、辞職をお認めくださ い」と辞職願に書いたのです。慢性アルコール中毒ということばがストックホルムから花の都パリに飛来し、留学中の兆民が耳にはさんだのでしょう。兆民は明治期を代表する底なしの酒徒であり、アルコール中毒ということばに興味をもっていたのです。

アルコール中毒という概念を提出したマグヌス・フスは、一躍有名人になって大学教授に抜擢され、貴族にも列せられました。フスが死んだとき、国王が葬儀に参列したほどですが、フスは生前、幾度も禁酒をこころみましたが、いつも永くやめることができませんでした。

当時のヨーロッパでは、アルコール中毒者は素質に狂気がみとめられると判じることが普通でした。素質上の狂人というわけです。

他方、植民地時代のアメリカではピューリタンが指導層を担っていて、個人の自由意志が社会の根幹を成していると考えられていたのです。アルコール問題についても個人の自由な意志にもとづいて過剰に飲酒され、それが原因になって発生すると捉えられていて、ヨーロッパのように素質の狂気とむすびつけて捉えることがなかったのでした。つまり、アメリカではアルコールの長期摂取がアルコール依存症をもたらすと解する傾向がありました。

アメリカが独立を実現したころ、内科医のラッシュ（Rush,P.）が病気としてアルコール依存症概念をつくりました。

ラッシュはアルコール依存症を意志の病と判じ、「道徳身体温度計」という独創的な図式を発表しました。これは飲用する酒類のアルコール度数の強さと道徳的な退廃の度合いを一元的に対応させたものです。

この図式に現代のアルコール依存症概念の中心にある「進行性」という考え方が取りこまれています。つまり、機会があるときだけ少量を飲むことからはじまって、しだいに頻度も量もふえ、アルコール依存症となり、貧窮のうちに若くして死ぬというライフ・ストーリが述べられているのです。「道徳身体温度計」には素質に狂気がみとめられるという発想はなく、自由意志による飲酒習慣が道徳的退廃をもたらすことを示しています。

アメリカでは産業革命によって大量の安価な酒類がでまわり、改良された蒸留技術もウィスキーを廉価していたのです。一九世紀になると酒類の消費量が激増し、アメリカ社会は欠勤、疾病、怠惰、生産性低下、困窮、事故、家庭不和というような酒害の坩堝《るつぼ》になりました。

一九世紀のアメリカ社会は、テンペランス（禁酒）運動一色に染めあげられます。

酒害をもたらしているのがアルコールだと信じられ、酒害の撲滅がアメリカ社会の重要な主題になっていきます。その結果、多様な禁酒運動もしくは禁酒団体がうまれました。アメリカ禁酒会（一八二六年）、ワシントニアン運動（一八四〇年）アメリカ禁酒法党（一八六九年）、キリスト教婦人禁酒同盟（一八七四年）などをあげることができます。

アメリカのテンペランス運動は医師などの専門家に指導されたものはなく、大衆の情念によってドラスティックにうごかされていきます。永年、酒を断ってきた人が一杯飲んで、元の黙阿弥になって死んだとき、「酒は恐ろしい！」、「最初の一杯に口をつけるな！」と恐怖が恐怖をよび、行動が激化していくのです。「社会から酒をなくすべし」という排酒思想も醸成されていきました。

テンペランス運動の団体のなかで、二〇世紀のＡＡと関係がふかいのはワシントニアン運動であるのは確かな事実です。この運動は、バルチモアの六人の酔いどれによってはじまり、初代大統領の栄誉にちなんで命名され、一八四三年までに支持者が一〇〇万人になんなんとするまでに全米に急進していました。

このグループのミーティングは、キリスト教の信仰復興の集会をモデルにしており、自分のアルコールにかんする失敗や、アルコールに対する渇望を告白する形式を採っています。この団体は高度に秘密的でクローズドでミーティングをひらいていましたが、匿名については厳格ではありませんでした。また、断酒している人が大半でしたが、節酒する人も混じっています。

ミーティングではテンペランス運動の理念、すなわちアルコール依存症は進行性で、コントロール機能を喪失していて、永年やめていても最初の一杯から酒がとまらなくなる、という病態を話していたのです。そして、この運動体は、一八四〇年代のおわりにドラスティックに衰滅しました。

ワシントニアン運動がＡＡの原型であることに間違いがないのですが、ＡＡとの相違点もあります。ＡＡは、①アルコール依存症者だけがあつまり、②完全な断酒を実行し、③政治的社会的な問題にかかわらない、としています。

テンペランス運動の影響をうけた日本

欧米のうごきを述べたあと、日本国内に目をむけます。

江戸時代の末期に消費量がふえていましたが、欧米の同時代とくらべるとまだまだ少量でした。明治初年にアメリカのテンペランス運動の影響をうけたキリスト者たちが、函館、札幌、仙台、横浜、信州、神戸などに禁酒会を設立しました。日本人やアメリカ人のキリスト者が中心的に活動し、洋装し、洋食をたべることも推奨していました。しかし、この禁酒会は数年をまたずに消滅します。

明治時代にはアルコールの危険な側面に目をむける人もいて、禁酒会の残党を糾合するかたちで、明治三一（一八九八）年に日本禁酒同盟（この団体は現在も活動中）が創設されました。これらの禁酒会や日本禁酒同盟は、のちの世の断酒会と理念が異なって、世の中から酒をなくすべしという考え方に立脚して、その運動をしていたのです。つまり、排酒団体なのです。断酒会という団体は、この世にアルコールが存在することを認めています。健常者が酒を飲んでいても平気で見ていられるのです。断酒会は、アルコール依存症におちいりうまく飲めなくなった人が仲間とともに酒を断っていこうと考えている団体なのです。

実は禁酒会や日本禁酒同盟にはアルコール依存症者も入会していましたが、こうした団体の指導層は健常者であり、健常者が主張する「社会から酒をなくそう」ということばにアルコール依存症者たちもしたがっていたのです。そして、依存症者たちは短い期間だけ断酒し、すぐ酒害地獄にもどるのでした。

昭和三三（一九五八）年に高知県と東京都に断酒会が結成されるまで、アルコール依存症者には生きていく手立てがなかったのです。依存症者だけがあつまり、依存症の苦しみ、悲しみ、願い、意気込みを語りあうことをとおして、生きのびていくという図式は後年アメリカにおいて開発されるのです。

もう少しキリスト者のうごきを見ましょう。

山室軍平は、明治二八（一八九五）年に日本救世軍を創設した敬虔なキリスト者でありましたが、伝道のかたわら、廃娼をうったえ、出獄者と女性と子どもの保護もうったえ、禁酒も主張していましたが、社会的ステータスがあったとみえ、有島武郎は『或る女』のディティールとして街で活動する救世軍を描いています。

婦人矯風会もキリスト教にもとづく団体で矢島楫子《やじまかじこ》らが明治一九（一八八六）年に結成した東京婦人矯風会に起源があります。矯風会は、一夫一婦制と禁酒を唱え、第一次世界大戦後には国際的なつながりを得て、婦人参政権と平和運動を推進しました。

次に根本正の業績をながめましょう。

日本では未成年者は飲酒できないと法律にさだめられていますが、こういうことの取り組みは根本正がはじめたのです。

酒類の購入には、少なくともビールの購入に限定すれば年齢制限のない国は、かなり多く存在します。飲酒可能年齢として法律による規制がない国では、若年層に酒害が多発しており、また、飲酒を開始する年齢が早いほどアルコール依存症になる確率が高い事実から、未成年者飲酒禁止法に取りくんだ根本正の功績にはたいへん大きいものがあります。

根本は江戸末期に常陸国にうまれ、多少、自由民権運動に就き、二八歳にして排日感情の強いアメリカにわたり、一〇年間の苦学をつんで、見事、現地の大学を卒業しました。

根本は滞米中、テンペランス運動の一部始終を目撃し、感動し、「これからの日本に必要なものは禁酒だ」と思いをさだめて帰国しました。

そして、日本禁酒同盟をバックに国民の禁酒を構想し、政友会の代議士となりました。

当時の日本では八歳、九歳から酒を飲むことがマレではなく、若年の酒害が垂れながしになっていました。根本は当初、禁酒法を制定すべきだと考えていたのですが、選挙区も同僚も、にべもなく拒みました。そこで、未成年者飲酒禁止法案をこしらえて議会に諮《はか》りましたが、賛同してくれる人がひとりもいないのです。

根本は明治三四年に同法案を衆議院にだしましたが、即刻、否決されました。翌年もだして否決されました。結局、八回目で、衆議院を通過し、貴族院でも否決されること一二回におよび、大正一一（一九二二）年になって、ようやく未成年者飲酒禁止法が制定されました。現在の我が国で施行されている同法が、根本正の奮闘によってうまれたことを多くの人びとは知りませんが、若い日からの宿志を法律制定というかたちで実現させた根本は、翌年、七二歳で世を去りました。

一九世紀のアメリカで燃えさかっていたテンペランス運動の光源が、太平洋を越えて、日本の闇を照らし、未成年者の飲酒を禁止する措置をとることで、日本の未成年者に多大の貢献をしています。

明治国家という捉え方では、明治元年から第二次世界大戦の終了までの八〇年弱の期間をさしますが、この期間に禁酒会、禁酒同盟、救世軍、婦人矯風会などの活動があったにせよ、それは閃光のような点に過ぎず、線にもならず、面からほど遠いものであって、多くの酒害者は、困窮、不衛生、無理解のなかで若死にしていたのです。国も地方もアルコール依存症には無策でしたし、酒害者が病院に収容されることもありませんでした。

精神衛生法が施行されていた時代

これから第二次大戦後のうごきを追いましょう。

昭和二〇年八月に第二次世界大戦が終了しましたが、日本の飲酒状況は混乱のきわみにありました。いわゆるカストリが飛ぶように売れ、密造酒が堂々と流通していますし、メチールアルコールまで売りにだされ、あちこちの失明さわぎが新聞ダネになっています。

都市部の中心街には、安心してあるけないほど吐瀉物が吐かれ、白昼から長ながと寝こむ酒害者の姿もありました。

昭和二五（一九五〇）年に精神衛生法が制定されましたが、この法律は従来の精神病院法と精神病者を座敷牢に閉じこめておくことの根拠法である精神病者監護法を廃して統合して継承したものです。

精神衛生法はひどく悪名の高い法律で、入院形態のなかに、自傷他害のおそれがある患者にたいして行う、知事の行政権にもとづく措置入院制度と、保護義務者の同意にもとづく同意入院制度がありました。

同意入院制度では、アルコール依存症者の同意にもとづく入院ではなく、家族の同意によって患者が入院させられる制度であり、そういうケースでは患者にとっては強制入院であったことは異論のないところです。

大阪大学教授の大熊一夫さんが拘禁色のつよい閉鎖病棟における入院状況をしらべて本を書きました。同氏の『ルポ・精神病棟』（朝日新聞社）には、病院側による患者にたいする数々の虐待が詳述されていて、ページをひらくたびに息を飲む思いがします。制裁として患者に「電気ショック療法」がつかわれていました。「反省室」も多用され、静かにさせるために「ロボトミー手術」さえ行われていたということです。

入院中の患者にたいする虐待のなかで、もっとも陰湿なものが「薬漬け」であり、これによって患者が静かになり、病院も利益をあげていました。糞尿の垂れ流しも、病院を荒廃した空気にしていたと言います。

ここで私自身の反省室体験を述べます。

私は精神衛生法が施行されていた時代に、専門病院であるS病院に入院したが、飲酒して初診をうけたという罪科によって反省室（関西では「ドボン」という異称があった）に放り込まれた。診察室から腰に鍵束をジャラジャラ鳴らした看護士が、私の両腕をとってドボンに連れて行くのだった。

看護士は「酒をやめることを考えよ」と私の背中にむかってどなり、ガチャンとドアを閉めた。金属製の重々しいドアで、いくら体当たりをかましてもビクともしないだろうと思われる。六畳ほどのドボンは薄暗い。天井から五ワットほどの電球が弱々しい明かりを落としている。静かなのだがなにやら人の声らしいものが響いてくる。床は板間で、布のようなものが敷いてある。よくみると、センベイ布団であったが、枕はみあたらない。金属製のドアの右横に穴がひらいていた。タテ一三センチ、ヨコ三〇センチほどの穴だが、なんのために空けたものか見当がつかない。

脱走しようとしても、この穴からは頭も肩もだせないだろう。

鉄筋コンクリートの建物らしく、ドボンの壁は四囲ともコンクリートで固められているようだが、ドボンの底から、ゴッ、ゴッという音が間歇的《かんけってき》にひびてくる。なんの音だろう。センベイ布団に胡坐《あぐら》をかいていたら、板間の中央あたりにひらいている大穴が視野に入る。囲いのない、剝きだしの大穴であるが、のぞいてみると、糞尿が柱のようにそそりたっている。便所であった。どうもドボンが五つも六つもつながっているようで、たえず鳴っているゴッ、ゴッという響きは巨大パイプ内の糞尿を動力が攪拌《かくはん》している音のようだ。臭いはずだ。

時刻がさっぱりわからない。ドボンにほりこまれる直前、自殺防止策だと思えるが、腰のベルト、腕の時計を取りあげられたので、昼か夜かわからない。体内から酒気がぬけだしたのか、不安感、焦燥感が襲ってきた。

隣室からだろうか、若い女のような声がする。二時間ほどまえまでは泣き声がつづいていた。それが罵り声、傲然たる怒りの声に変わった。また、また、いまは冷笑となっている。凶暴な女で懲戒のために他のドボンに入れられているのかと思う。

突然、「おい、飯を食え」と金属制ドアの横穴から看護士がさけぶ。その目は嘲りの色に燃えている。ガチャンとドアの右横の穴にアルミ盆が置かれた。盆を置く穴だった。食事は五分がゆと沢庵だ。それからどれほどの時間が経過したのか、女のさめざめと泣く声が聴こえるようになった。天井の裸電球をみていたらドアが半開きになって、若くて人相の悪い看護士が顔を挿し入れて、

「寝たいねんやろ、ケツまくれ。注射したる」

看護士は紫色のガラスの容器から液体を注射器にうつし、高々とあげた右手に注射器の針を光らせた。


ドボンで一昼夜すごし、翌日病棟にもどされましたが、私は癒され難いこころの傷を負ったように思います。七〇歳代になった現在でも風邪をひいたりして寝込んだ夜に、ドボンで拘禁されている夢をみますが、夢から醒めたときもグッタリしています。

S病院では通信・面会にも制限がありました。入院一〇日目までは電話をかけることができず、手紙もだせなかったのです。届いた手紙もだす手紙にも検閲があるということです。患者が届いた手紙に墨が塗られていたとぼやいていました。入院一週間がすぎるまで現金ももてない。

私には職場などが見舞いにきてくれたが、紙袋はハサミを入れて紙幣が抜かれてありました。むろん退院時に紙幣は返してくれました。

精神衛生法はアルコール依存症者を精神障害者と規定しています。アルコール依存症は統合失調症、パーソナリティ障害などの病因がよくわからない内因性と明瞭にことなり、長期にわたる過剰飲酒が原因だというふうにはっきりしています。

その後、自助グループの会員になった私は、例会で反省室と同意入院制度にかんして、当事者たちからの烈しい怨嗟《えんさ》の声を聴きました。

精神衛生法の時代に宇都宮病院事件がおきました。これは宇都宮病院（閉鎖病棟の精神病院）で看護職員が食事の内容に不満を口にした入院患者を金属バットで約二〇分にわたって乱打して死亡させた事件と、やはり看護職員が入院患者を撲殺した事件をあわせたものをさします。

その他にも、たとえば看護職員に診療させたり、死亡した患者を違法に解剖したり、病院裏の畑で入院患者に農作業させ、収穫した野菜を職員に高値で売りつけたり、作業療法と称して院長一族の会社で働かせたり、ベッド数を上まわる患者数を入院させたり……というような乱脈な実態が明るみになります。

この事件が契機になって、精神衛生法の体制がおわり、昭和六二年に精神保健法が制定されました。精神保健法の下で開放病棟の建設がすすみ、精神障害者の意志にもとづく任意入院制度が導入されました。

イェール大学がアルコール問題対策の拠点になった

ここからまたアメリカのうごきを追いましょう。

既述したように現在では禁酒法（一九二〇～一九三三年）が政策として成功していたという見方が、アメリカ本国でも日本国内でもなされています。酒類消費量と肝硬変による死者が激減していたからです。同法が廃止されてからアルコール領域で、二つの団体がめざましいうごきを示すことになります。

ひとつはイェール大学に集結した医学者たちのグループであって、一九四〇年に「アルコール研究季刊誌」を創刊し、一九四三年から市民を対象にしたアルコール夏期講座を開設し、一九四四年にはアルコール依存症を治療するクリニックをひらきます。

このグループの医学者たちは、アルコール依存症者は禁酒が強制されるのではなく、自己決定の自由が尊重されるべきだと考えていました。

夏期講座には山室軍平の子どもである山室武甫《ぶほ》が入校し、日本人として初めてアルコール依存症者が酒をやめられるという事実を学びとり、ＡＡの模擬ミーティングを見学させてもらって帰国しました。山室は日本に帰ってから小さなメディアに酒害者が酒をやめられ、アメリカには酒害者のソサエティがあることを書きます。

イェール大学に集結した医学者のひとりであるジェリネック（Jellinek,E.）が、ＡＡから入手したデータにもとづいてアルコール依存症概念を構築します。その内容は、コントロール喪失と進行性という症状をもつとするものです。

禁酒法廃止後のもうひとつのうごきは、一九三五年のＡＡの結成です。

ＡＡは飲酒量を調節できずに過剰に飲酒してしまい、人びとに迷惑をかけ、早々と死んでいくのがアルコール依存症であるから医療にかかってソブラエティすべきだと説きました。

ＡＡは、そのように医療化にむかって旗を振りましたが、同時に医療化に無条件に賛同するものでもなかったのです。というのは、ＡＡは伝統的にアレルギー身体説という独自的な依存症観をもっていて、それを主張しているからです。つまり、飲みだしたら止まらないのも、進行するのも、酒にたいするアレルギー反応だというのです。

人によれば鯖《さば》でジンマシンがでるが、アルコール依存症の発症もアレルギー反応の一種だとするのです。だから完全に酒をやめねばならないと説く。アレルギー反応だとする主張には、それが正しいとする実証的根拠はいまだ示されていませんが、ＡＡメンバーにとっては揺らぎのない真実なのです。二一世紀になった今日のミーティングでもアレルギー体質説が飛びだすことがあります。

ＡＡはアレルギー説を唱えることで、医学的に確定しているアルコール依存症の疾病観に懐疑を示し、盲目的な医療化を批判しているのです。たとえば、日本のＡＡミーティングにおい

表16　アルコール依存症の５類型

①アルファ型……	身体的精神的な苦痛から逃れるために飲む。ルールを破りやすい。
②ベータ型………	アルコールに関係する臓器障害を持つ。
③ガンマ型………	プロテスタント系キリスト者の多いアングロ・サクソン文化圏にみられ、ひとたび飲むととことん飲む。
④デルタ型………	カトリック系キリスト者の多いワイン文化圏にみられ、朝昼晩と少量を飲みつづける。
⑤イプシロン型…	過剰な連日飲酒を周期的にくり返す。

ジェリネック『アルコホリズム　アルコール中毒の疾病概念』（岩崎学術出版社）

てもメンバーが、医師たちが簡単に薬を処方することを批判することがあります。

横道にそれますが、ジェリネックの他の成果をあげます。

ジェリネックは、アルコール依存症の発症要因として、個体要因（性質や体質）、薬物要因（飲酒量）、環境要因（職業や地域、家族）を説き、それらが重なって実際の疾病となるとしました。さらにジェリネックは、表16にあるように環境要因にもとづいて、アルコール依存症をアルファ（α）型、ベータ（β）型、ガンマ（γ）型、デルタ（δ）型、イプシロン（ε）型の五タイプに分類しました。

アルファ型は、心身の苦痛から逃れるために酒を飲むものであって、飲みだしたら止まらないとか、毎日飲まずにいらないといったことはありません。ただ社会の飲酒ルールをやぶり、トラブルをおこします。

ベータ型は、アルコールに起因する内臓疾患をもっているものの、身体的にも精神的にも依存症の段階に入っていません。

イプシロン型は、猛烈な連日飲酒を周期的にくり返すタイプです。

五類型のアルコール依存症のなかで飲酒文化が関与しているのはガンマ型とデルタ型です。ガンマ型は飲酒に厳格なプロテスタント系キリスト者の多いアングロ・サクソン文化圏でよくみられるもので、一回飲みはじめると歯止めがきかなくなり、とことん飲みつづけるタイプです。

これに対して、デルタ型のアルコール依存症は、フランス、スペイン、イタリアなどの飲酒に寛容なカトリック系キリスト者の多いワイン文化圏に多くみられるとされています。

このデルタ型アルコール依存症は、一回一回の飲酒については抑制がきくのですが、朝昼晩と切れ目なく、少しずつアルコールを飲まないとダメなタイプで、一日、二日という短期間さえアルコールを断つことができないという特徴をもっています。

欧米では一九六〇年代から七〇年代にかけて、ランド・レポートにかかわって激烈な論争がおき、訴訟にまで発展しました。イギリスの精神科医デイビス博士は、元アルコール依存症者たちが、退院後に正常な飲み方をしているとする論文を公刊し、大手メディアも独自に調査したが、やはり健康的に飲んでいると報告したのです。

長期にわたる論争のすえ、「患者が入院するとき、アルコール依存症と偽っていたのだ」、「専門病院に入院したような病齢が後期のアルコール依存症者でも、退院後に正常に酒を飲んでいる事実はあるにはあるが、確率的にはひどく低い」という幕引きになったのです。

アメリカでは、年数の経過とともに他の研究者から疑義がだされて、ジェリネックの学説が揺らぎだします。ジェリネックの学説において、コントロール喪失も進行性も絶対的なものとされていたのですが、他の研究者は、コントロール喪失にかんしてアルコール依存症者に発現することが多いだけと判じたのです。

ジェリネック理論が多少の破綻をしめしていたとき、あたらしく「問題飲酒」という概念が登場してきました。従来は心身における異常を医学的に測定して、アルコール依存症と同定してきたわけですが、あたらしい問題飲酒概念によると、社会の許容範囲をこえた飲酒が医療の対象となる、とされたのです。つまり社会的逸脱を引きおこす飲酒が問題飲酒とされるわけで、ドン・カハラン(Cahalan,D.)らの社会学者によって提唱されました。

ジェリネックからカハランらにいたるうごきは、アルコール依存症という考え方がアメリカ社会に浸透しはじめていることをしめしています。

ようやく昭和四〇年代からアルコール依存症対策が始まった

このあたりで日本のうごきをみましょう。

昭和三〇年代は我が国におけるアルコール対策の黎明期です。日本人もようやくアルコール問題について考えるようになってきたのです。

昭和三六（一九六一）年に市川房江さんらの奮闘によって「酒に酔って公衆に迷惑をかける行為の防止等に関する法律」が公布され、泥酔者の保護のために、いわゆる「トラ箱」が設置されます。この法律には附帯決議があって、それにもとづいて、昭和三八年に久里浜病院に「アルコール中毒特別病棟」が設けられます。

高知県や東京都の断酒会での「アルコール依存症者は断酒できる」とする知見が、病棟の設置をもたらしたのですが、一面では東京オリンピックを間近にひかえた時期に路上に寝込むアルコール依存症者の姿を欧米人にみせたくない、という政策担当者の思惑があったとつたえられています。

この昭和三八年には高知県と東京都のふたつの断酒会が合同して全日本断酒連盟（全断連）を創設し、他の四五道府県でも断酒会組織の結成がめざされました。

全断連初代会長の松村春繁は、世に有名な全国行脚をくりひろげて日本禁酒同盟を切りくずし、月の半分は現住する高知県をはなれて各地をあるき、駅のベンチで断酒の明かりを灯してくれそうな人びとに激励のハガキを書きます。

国のアルコール依存症にたいする取組みを見てみましょう。

昭和四〇年代になって、それまでの取締りの対象であったアルコール依存症が医療対策の対象へと変化します。昭和四〇（一九六五）年に精神衛生センターが設置され、都道府県の精神保健活動のセンターになり、保健所も第一線地域機関になりました。ただし、この時代にはアルコール依存症やアルコール問題にかんする公衆衛生的対策には関心が向かわず、おもに分裂病などの一般精神疾患を注視していたのでした。

アルコール依存症者は、多くの場合、「慢性酒精中毒」という病名で、既述した精神衛生法の下、閉鎖病棟に拘禁されるのが普通でした。一部の人びとが、断酒会と提携した病院にめぐりあえ、退院後に断酒会活動に燃えあがって挺身するのです。

昭和五〇年代に入ると、アルコール依存症などのアルコール問題にたいする予防対策が志向されるようになります。厚生省アルコール研究班が、「アルコール中毒診断会議報告」を提出しました。この報告書において飲酒者、大量飲酒者、アルコール依存症者、アルコール依存症回復者に四分類し、それぞれにふさわしい対策の大枠が作成されました。

同時にこの報告では、はじめてアルコール依存症を地域で治すことが展望されます。

精神疾患、とくに内因性の精神病は、従来、入院期間が数年以上におよぶことがありふれていました。超長期の入院期間をへて退院すると、職場は解雇され、地域とのつながりが消え、家庭内でも異変が生じていることが普通でありました。

第二次世界大戦後、地域のなかで精神疾患を治していくということが、国際的にもとめられます。患者にすれば、職業を継続し、地域的きずなを保持したまま、精神科への通院で治していくことが切実な願いでした。この分野で、世界でもっとも早く地域医療を実現したのがイギリスであり、それは一九六〇年代の初期でした。日本でもアルコール依存症を通院医療で治す時代が到来します。

昭和五六（一九八一）年に日本で最初のアルコール依存症を通院医療で治すクリニック（小杉クリニック）が大阪市内に開設され、依存症治療は新時代に入りました。離脱症状を抑える薬が開発されたから、通院医療に踏みきれたのです。

このあたりで日本におけるアルコール依存症の予防策をみてみましょう。

昭和五五年に厚生省（当時）は、厚生省所管の社団法人という位置づけで、「アルコール健康医学協会」を発足させました。このアルコール健康医学協会の活動目的のひとつは、適正飲酒の普及です。同協会は、講演や文書をとおして精力的に適正飲酒をひろめていきます。今日では飲酒に適正量は存在しないという観点から、「危険のもっともすくない飲酒」とか「節度ある安全な飲酒」とかに置き換えられています。

やがて日本では適正飲酒という目標を述べることだけがアルコール依存症の主要な予防策だとみなされるようになってしまいました。厚生省としては適正飲酒が必要だという知識を国民に与えることが適正飲酒政策であると捉えていました。これは根本的に大きな誤りです。

個々の飲酒者が、飲むときに適正量をまもっていくことは、国民の適正飲酒を実現する上で欠かすことができません。しかし、適正飲酒という知識の普及だけで、日本の適正飲酒が達成できるわけではないのです。

適正飲酒が必要だとする知識を国民に啓発しながら、同時に、酒税・酒価や小売・広告などの酒類供給面にたいする政策を包含させないと意味がないのです。

なぜなら適正飲酒が必要だという知識をえても、現状では、適正飲酒することができない人びとが多数存在しています。それは、アルコール依存症、その予備軍、多量飲酒者などであり、さらに健康な人びとのなかにも、飲むことと酔うことに超寛容な文化に調和して適正飲酒から逸脱する人びともきわめて多いのです。

国民個々が適正飲酒することができるという実態から離れた日本の国の楽観視こそ、アルコール問題対策を遅れたものにしている遠因でしょう。アルコール関連問題の責任は飲酒者にある場合もありますが、それを越えて、酒価政策の停滞、小売・広告の規制の遅れ、需要抑止対策のゆるやかさにも大きな責任があるはずです。

昭和五四（一九七九）年、ＷＨＯは「アルコール消費量を削減するために、あらゆる適切な措置を講じるように」と各国に要請しました。消費総量をへらすことがアルコール依存症をへらすことになるとする知見が世界的に共有されていたのです。しかし、日本政府はまったくうごきませんでした。

アメリカやヨーロッパ諸国のグラフをみますと、一九八〇年代のはじめから、各国でアルコール消費量がへりだしています。消費量をへらすために欧米諸国が、酒価、小売、広告などを規制したからなのです。

アルコール政策では単一的政策では効果があらわれず、総合的政策を実施すれば効果がいちじるしいことが判明しています。たとえば、一九八〇年代の初頭に欧米では酒類の広告放送を全面禁止にする国が多くありましたが、効果がなかったのです。次に広告放送の禁止と小売の規制とを組み合わせたら大きな効果があらわれたのです。アルコール政策の運用では、政策を組み合わせること、つまり政策の総合化がたいせつなのです。

日本ではＷＨＯの「アルコール消費量を削減するように」という要請に応えることがなく、馬耳東風を決めこんで適正飲酒に終始していました。

我が国では一九九〇年代の末期まで消費量が増大していましたが、日本政府が消費総量を抑制する適切な措置を講じていれば、一〇万人や二〇万人ぐらいのアルコール依存症者なら確実にへらせたでしょう。

ここから日本のアルコール医療のうごきをみましょう。

すでに述べたように専門病院の第一号（久里浜病院）が昭和三八年に、専門外来の第一号（小杉クリニック）が昭和五六年にそれぞれ開院され、その後もしだいに数をふやしていきます。

院内におけるシステムが整備されないという時代的状況もありましたが、院長以下のスタッフの情熱でそれをカバーして余りあるものがありました。患者と医師、あるいは患者とソーシャルワーカーの関係は、血を分けあった兄弟、無二の親友といった感じになっていることが多くありました。また、患者本位ののどかな時代で、患者が待合室で自然発生的に体験談を話しだせば、その輪がひろがり、ソーシャルワーカーも院長もくわわって研修会の様相を呈することがありました。

その後、アルコール医療は企業化していきます。院内の患者—専門職の関係は事務的になり、医療機関の経営に企業の要素が入ったのです。断酒率の向上が主目標のひとつになります。すなわち、より早く、より永くやめさせることが正しいとなってきたのです。

採算が採れることがなにより重視されます。長期にわたる「顧客」の確保もたいせつな課題になりました。

デイケアをうけた患者ほど安定し、断酒率も高まるのでこれを実施する専門外来がふえましたが、やがてデイケアが経営上なくてはならない収入源になったといわれています。

一九九〇年代の社会を燎原の火のごとく焼きつくしたのがＡＣ論でしたが、その結果、相半ばする功罪がうまれました。プラス面はアルコール依存症者の成育歴や子どもたちの生きづらさに関心がむかったことでしょう。

マイナス面もたくさんあります。ＡＣ論は医学的に正統な体系からはほど遠い、あいまいさをふくんだ雑なものであったために多様に受け止められました。そこから、興味本位に酒害者とその子に予断と偏見の目がそそがれました。つまり、アルコール依存症は子の代になっても世の中の厄介者だ、というにみなされるようになったのです。プラス面とマイナス面を天秤にかければ、マイナス面のほうが大きかったでしょう。

ＡＣ論では、原因と結果が一直線上にむすびついています。五歳のとき、酔った父が子どもの顔にコップを投げた。そのトラウマが主因となって、四〇歳代になって子どもが離婚した、というふうに。ＡＣ論は社会的視野に欠けていて、幼児期の体験のみが一直線的に人生を決定づけるとする考え方をします。幼児期記憶の決定性を盲信しているあたりも笑止千万でしょう。ＡＣ論を鼓吹された人びとのなかには自ら死をえらんだケースも少なくはなかっただろうと思われます。

自身がアダルトチャイルドではないかと危惧する老若男女が、専門外来にかけつけて相談にのってもらうことが多かった。つまり顧客の拡大であり、いわば「ＡＣ特需」の風が吹いていたのです。

日本のアルコール医療のアカンところ

ここから日本のアルコール医療を眺めてみましょう。

病気というものは、医師の診断によってのみ機械的に成立するものではありません。患者が診断にしたがって、その病名にふさわしい行為をとることによって、社会的な意味での病気となるのです。アルコール依存症という診断にふさわしい行為とは、①患者が病名を受容すること、②酒を断つこと、③自助グループの例会（ミーティング）にかようこと、④例会で話すことでしょうが、客観的に①〜④の実現率はそんなに高くはありません。

内科で肺炎とか糖尿病とかに診断されたら、一〇〇％の人は、「肺炎になった」「糖尿病になった」と思うでしょうが、そのあたり、アルコール医療では様相が異なるのです。すなわち、病名のアルコール依存症をうけ入れない人が少なくないのです。内科では考えられないことでしょう。患者が「俺は絶対にアルコール依存症であるものか！」と憤慨することの多いアルコール医療なのです。病名を受容したとしても、酒を断てない患者や、断つ気のない患者も多いのです。自助グループに足をはこんで加入するという行為も、簡単なようにみえて、抵抗する患者が多い。それから例会では饒舌すぎる人もいるのですが、指名されても、話すことが苦手な人もいます。

アルコール医療の医師やソーシャルワーカーは、日ごろから、仕事のおわった夜間に自助グループの例会にでたり、休日にも記念大会や研修会に参加したりして、酒害を啓蒙したり、断酒ができることを広報したり、会員・家族との信頼関係を増大させたりしています。

上記以外にも病院やクリニック出身の患者に病名を受容させたり、酒を断たせたりすることにかんして側面支援する必要性から医師やソーシャルワーカーが休日や時間外にも活動するのです。その他として医師やソーシャルワーカーには自治体や企業や自助グループに依頼されての講演活動もあります。

一般的に断酒が軌道にのったとき、医師は患者と家族から熱狂的に称賛され、それが超長期にわたってつづきます。主治医の顔写真を仏壇の本尊におき、朝夕、灯明を灯し、礼拝する例さえあります。日本アルコール関連問題学会に登録されている会員は五〇〇名台で、これがアルコール依存症を診る医師（大半が精神科医）です。

我が国には専門病院が約二〇〇施設、専門外来が約一〇〇施設が開院されていて、そこに勤務している医師は約三三〇名といわれています。

このあたりで、私がアルコール医療にかかわって体験したいくらかのことを書きます。

断酒してから数えきれないほど多くの大会に参加してきたのですが、大会には三〇〇人から三〇〇〇人ぐらいが出席します。普通は数百人の規模が多い。W先生は専門病院で院長や理事長として活躍された、日本を代表する、アルコール医療界の名物ドクターです。ある大会で、演壇に立つW先生の口から耳を疑うような発言が飛びでたのでした。「分ちゃんかわいい、アル中嫌い」ということばだったのですが、「統合失調症（分ちゃん）は純粋だからかわいい気があるが、アル中には腹が立つ」という意味だったようです。このことばは、酒害者が嫌われていることをしめす、精神科医の世界の業界符牒であった気がします。私は二〇年間ほどのあいだにW先生から、同じセリフをやはり大会で、七、八回聴いてきましたが、（世の中の嫌われ者のあんたらを、俺が診てやってんだ）という含意が言外にこめられているようです。

アルコール依存症者は病名を認めない、例会（ミーティング）に参加しない、自助グループにつながらない、肝心の話はしない、そして飲む。しばらくやめて、また飲む。酒が切れないまま院の内外で不祥事をおこす……と内科の患者には想像もできない厄介者です。

そうだとしてもW先生の発言は会員のこころをくだきます。もし、政治家がW先生と同じ発言をすれば、即日議員辞職です。いずれにしても、こういう問題発言が飛びだすわけだからアルコール医療のクオリティは高くないでしょう。

私は阪神淡路大震災で被災したアルコール医療機関を移転後に訪問したことがあります。診察ではなく、医師へのお礼でした。診察室で挨拶し、談笑もし、診察室に五、六分間とどまっていたと思います。帰りに三八〇〇円を請求されました。むろん投薬や検査などありません。奈良から遠路はるばるやってきた私はいいカモだったようで、「ボッタクリ」に遭ったような気がします。足元をみて法外な値段を吹っかけることを関西弁で「ボッタクリ」というのですが、アルコール医療にはボッタクリ療法もあるようです。

断酒会ではホームページをつくって市民に広報しています。七二歳の男性（Nさん）がホームページをみて例会にやってきました。そのとき、会員や家族が、例会を重ねながら通院することのメリットも強調しました。翌週、Nさんが専門外来を受診したら、院長が「四〇日間、毎日通院してくれ。それが終わってから例会出席しなさい」と指導したそうです。

Nさんが高齢であることから毎日通院期間中に並行して、例会にかようことには無理があると院長が判じたようです。私は、院長が断酒例会も継続するように言わなかったところに、医療独特の思いあがりと独善がある気がします。なぜなら、ひらたくいえばNさんは自助グループの側の人間であり、自助グループも治療団体だからです。

毎日通院することには断酒率が高いとするデータがあるにせよ、院長は自助グループの利益と立場に斟酌して、たとえば、週に四日通院し、並行して、自助グループの例会にも週一回出席せよと指導すべきだったと思います。専門外来は治療機関ですが、自助グループも歴とした治療団体です。自助グループは医薬品を用いずにアルコール依存症を治し、かつ、回復させていく治療団体なのです。

Nさんは通院三八日目に飲酒して院長に非難され、専門外来をはなれ、自助グループとも縁が切れました。いずれにしても、院長の採った対応は、アルコール医療が自助グループをものともしていない現状をシンボライズしています。

さらに日本のアルコール医療の断面をみていきます。

私が自助グループに入会したころから専門外来が開院され、その後数がふえていきます。しかし、関西に限定すれば、当時、専門病院があるだけでも自助グループは支障なく活動でき、会員数も増えていました。全国的にも会員が増えていました。

確かに専門外来が開院されますと利便性が高まりました。仕事を長期にわたって休まなくとも治療できる点が最大メリットです。自助グループも有益な治療団体ですから、地域において専門外来はいわゆる後発組に該当するでしょう。

断酒人が独自的に、また先行的に自助グループを立ちあげ、アルコール依存症者が断酒できることを証明してきました。医師は、そういう土地にクリニックを開院したのです。たとえば南九州や東北の山地、兵庫県の日本海側などのように人口が疎らで、活用できる自助グループのネットワークが整備されていない土地なら開院しないでしょう。しっかり根を張った自助グループがあって、それを活用できる土地が開院にふさわしいのです。

そして、今日、全国的に専門外来に患者が押しよせていますが、すべての通院患者の二〇％足らずほどが自助グループに入会しているにすぎない。

私は他科と異なってアルコール医療は、患者にたいする面倒見が抜群にいいと思っています。と、いうより酒害者が自立できにくい人たちだからずいぶん世話がかかるのです。

こういうアルコール医療は反面、他科と違ってパターナリズム（paternalism）がすごい。「パーター（父の）」というラテン語が語源で、そこから「父親的統制主義」とでも訳すべきパターナリズムがうまれたのです。世の父親は、「この家の屋根の下の縄張りは、俺（父親）のものだ、家族を生かすも殺すも俺の胸先三寸だ！」というような思いあがりをもつことがあるのですが、アルコール医療機関の医師も多くの場合、患者に必要なものは与えるが、選択の自由、責任を与えないやり方を採っているのです。「分ちゃんかわいい、アル中嫌い」という攻撃も、奈良から飛んできたカモにボッタクリをかますのも、毎日通院を命じて例会に行かせないのも、自助グループの発展してきた土地に開院して患者を横取りするのも、アルコール医療がパターナリズムであることから起因しているのです。

もし、アルコール医師が私のこの拙文を読んでくれ、多少、共感してくれることがあっても、パターナリズムが軌道修正されることはないでしょう。パターナリズムということば「驕慢《きょうまん》」と同じ意味です。毎日毎日、何十年にもわたってアルコール依存症者に接していると驕慢になる医師もいるのでしょう。

徹底的によわく、診察室の医師のまえで再飲酒したことを幼児のように泣いて詫びるのがアルコール依存症者です。アルコール依存症の患者は多面的な部分において徹底的な弱者です。アルコール医師は、幼児のような剝きだしの弱さをみていると偉くなったような錯覚をもつのでしょう。しかし、アルコール医療機関の医師たちはほんとうに知っているのでしょうか。医師たちは、アルコール依存症者の苦しみや悲しみ、断酒している会員の歓びや不安がわからない。それは医師たちにアルコール依存症の実体験がないからですし、実際に断酒しているわけでもないからです。久里浜病院が平成二九年四月から「節酒外来」を始めましたが、これは医師たちの従前の指導や主張に逆行するものであり、これも結局、パターナリズムに起因しているのです。

私は節酒外来の開設を以下のように考える。節酒外来は、AUDIT（自己診断テスト）が15点以下の軽い依存症を治療対象にしている。15点以下というのは明確な離脱症状と連続飲酒のみられない人で、こういう人びとを対象に節酒治療に踏み切ったのは、ヨーロッパには節酒ができるとするデータがあるし、日本国内でも既存のアルコール医療では断酒という課題に尻ごみする患者がいるからだとしている。また、日本ではアルコール依存症の推定数一〇九万人のうちの四万人ほどが既存の医療を受診しているだけで、自助グループが非力であることも節酒外来立ち上げの根拠にしている。

今年四月に久里浜病院が節酒外来を始めるまえに試験的治療がなされ、半数近くが比較的長期に節酒をつづけたという。試験的治療において一年半ていど節酒できたから大丈夫だというのは心もとない。人生には発病、事故、転職、別離などのライフステージがあるので、三、四〇年のタイムスパンで飲酒者を見ていく必要があり、結局、長期にわたって節酒ができるアルコール依存症者というのは、五、六〇〇人に一人になると私は思う。今後はＡＵＤＩＴが20点台の人や自助グループの面々が一縷の望みをもって自宅で節酒を試みるだろうし、犠牲者もでると思う。断酒にかんする諸指標が劣悪だから節酒外来を始めるというのではなく、社会全体で、アルコール依存症者がソブラエティ（素面で生きること）しやすい環境を創りだしていくべきだし、酒害相談センターの開設、医療間の連携、例会場の無料化や助成金などで自助グループを強化していくことも欠かせないと思う。

節酒外来の新設によって永年にわたって築いてきた自助グループが衰退していくのは目に見えているが、自助グループが縮小したり犠牲者があらわれた場合には、節酒外来が責任を負わねばならないのは自明のことだ。

節酒派医師にとっては、医療の対象とする範囲が依存症一〇九万人から問題飲酒者八〇〇万人に拡大するわけで、つまり、節酒外来というのは夢のような「儲け話」なのだ。

ヨーロッパではアルコールは断酒治療と節酒治療の二本立てであり、自助グループはそれぞれの国に分散してごく少数である。アメリカは断酒治療一本槍であり、ＡＡは巨大隊列一〇〇万人を擁している。もし、アメリカで節酒治療をしようとしたら一〇〇万ＡＡが列火の如く怒るはずだ。その点、日本の自助グループは断酒会とＡＡを足しても一万数千人規模で、劣弱だから節酒外来に反対運動が起きないと判じたようだ。

アルコール医療というのはパターナリズムの最たるもので、昔日にも専門外来の設置やデイケアの実施、ＡＣ論で自助グループに選択の責任と自由を与えないやり方をした。

診察科目ごとに「医師—患者関係」があるのですが、この稿でアルコール医療の在り方をみつめて、あぶりだしたものの正体がパターナリズムでありました。

会員減は巨大な問題です。

自助グループの人たちは、自分の所属する団体がどんどん人数をへらしていき、歯止めがからない現状を見て、嘆いたり、悲しんだり、怒ったりしています。会員減の進行から、自助グループが自信を喪失し、消極的な守りの姿勢に終始しているように思われます。

会員減に歯止めをかける方法があるのでしょうか。

自助グループの会員減に歯止めをかけるには、専門外来が自助グループに所属している人にのみに長期的な治療すると宣言し、かつ実行することです。緊急な酒害者には、自助グループに加入していなくとも診察や治療をしていただいても問題がありません。

右の私の意見はまっとうなものであり、非常識ではないと思います。自助グループに加入する、加入しないということは自己決定の範疇のことであり、医師が介入できることではないとする声が医療サイドから聞こえてくるようですが、リカバリー（回復）が自助グループのなかで実現されることに鑑《かんが》みれば、自助グループに所属している人のみを長期的に治療するという方法論は、しごくまっとうなことと思われます。

新自由主義政策が激変をもたらした

それでは現在の自助グループが直面している会員減を考えてみましょう。並行して自助グループの衰退についても考えたい。断酒会の場合、データがその深刻さを浮き彫りにしています。表17のとおり、断酒会の会員減には歯止めがかかっていません。最盛期に約一二、五〇〇人だった会員が減少に転じ、およそ二〇年にわたって連続的に前年度割れになっています。

最盛期からほぼ四〇％の人たちが去っていった勘定になります。断酒会もＡＡも、最大の組織原理が「出席して話しあう」ことにあります。すなわち、集まることが最大価値なのです。

表17　断酒会の会員数の変遷

年度	男性（人）	女性（人）	合計（人）	女性比率(%)
平成10	10,830	602	11,433	5.3
平成15	10,165	717	10,882	6.6
平成20	8,841	818	9,659	8.5
平成25	7,487	795	8,281	9.6
平成28	6,756	703	7,459	9.4

『躍進する全断連　2017年版』

問題飲酒者が顔をあわせて、話しあって、命を保っていくという趣旨のグループですから、会員減の向こうに組織解体が待ちうけています。出席する人びとがへってくれば、それだけこの国の断酒率も低下します。

戦後七二年になります。今日、日本人も日本社会も同じ国とは思えないほど激変しましたが、それは七〇年ほどまえからのものではなく、せいぜい三〇年か二〇年ほどまえから同じ国とは思えないほど変わってしまったのだと思います。

二、三〇年まえに日本ではなにがあったのでしょうか。

二、三〇年まえまでの日本にも難しい問題がたくさんあり、悲惨な出来事が頻発していました。情けない事件も多かった。しかし、日本の社会が同じ国と思えないほど変貌したのはやはり三〇年ほどまえからでしょう。ここに戦後日本の断絶ラインがあるのだという気がします。

日本社会と日本人を激変させたものを見つめていきます。

川で溺れている幼児を目撃した通行人が、なにもせずに立ち去った事件がありました。

よく似た出来事が他にもありました。

ある中学校であった自殺事件では、生徒たちは同級生がイジメられているのを知りながら先生に通報しませんでしたし、先生たちも知らないふりをしていたようです。危ないことが起きているのに、見て見ぬふりをするのは、今日の日本を覆っている暗雲のひとつであり、学校だけでなく、地域や企業、官公庁でも見え隠れしています。

人と人のつながりをたいせつなものだと見なさない空気が醸成され、今日、他者との結びつきがひどく弱化しています。

年賀状の激減も人とのつながりを軽視する風潮から来たものかもしれません。

経済発展によって日本人が豊かになりました。結局、人間のエゴイズムを刺激して経済が成長してきたのですが、「自分さえよかったら、それでいい」という自己中心性が跋扈《ばっこ》する世の中になってしまっています。

公益性ないし公共性の低下がいちじるしい。子どもの親になった年齢層においてでさえ、個人の利益の上に集団の利益が位置するということがわかっていません。そもそも集団に利益が存することさえ知らない人がいます。

右のように日本の社会が、同じ国とは思えないほど激変したその断絶ラインは、中曽根康弘さんが首相をやっていた時代から、小泉純一郎さんが首相になっていた時代に引かれたのです。

私には中曽根さんや小泉さんへの好悪《こうお》の念がないのですが、ターニング・ポイントに眼をむけています。欧米では、サッチャーやレーガンが登場したころより、グローバル化に即応するために新自由主義的な改革が行われました。サッチャーやレーガンがトップの座にいたころは、中曽根さんが首相として日本を牽引していました。

総理になった中曽根さんは、全斗換大統領とともにマッコリを飲んで、流行っていた「黄色いハンカチ」を韓国語で歌いました。また、レーガンを自身の日の出山荘にむかえ、マムシ酒でもてなし、「ロン―ヤス」の友情を築くにいたりました。中曽根内閣が専売公社、国鉄、電信電話公社を民営化し、半官半民の日本航空の民営化を推進しました。

中曽根さんよりもはるかに強烈に新自由主義を打ちだしたのが小泉内閣で、道路公団、郵政の民営化を遂行し、非正規雇用、格差、シャッター商店街が出現しました。「小さな政府」をめざす小泉さんの時代に日本人らしい美点、すなわち誠実、努力、親切、勤勉、義理、人情、相互援助がいっきょに喪われてしまいました。

小泉さんの時代に、新自由主義的政策に奔走したために、公共の福祉や国民の幸福はどうでもいいものとして扱われだし、効率性がひどく重視され、「自己責任」という概念がうまれ、定着しました。たとえば、貧しさは自分が本来の義務（仕事にたいする勤勉さ）を怠ったことの結果であり、社会に責任をもとめることはできないと考えるようになったのです。

小泉さんの時代に、アルコール依存についても捉え方が激変した、と考えられます。

アルコール依存は、自分が本来の義務（節度ある適正飲酒）を怠ったことの結果であり、社会（要するに他者）に責任をもとめることはできないと考えられるようになったのです。

ここから断酒会が弱体化します。

アルコール依存症者のいる家庭では、家族が奮闘して当事者を医療に結びつけます。そのあと、家族が家族教室や酒害教室を受講することで、当事者の断酒に協力していました。断酒会内部の約束事として、家族に理解と協力がもとめられていましたが、そのことに疑問を感じる人はいませんでした。

今日、家族は本人を病院に連れていったあと、病院に見向きもしないようになっています。病院から家族に来院してほしい、と連絡があっても一顧だにしないのです。

断酒会の例会は、家族同伴の出席が原則ですが、現在では家族の参加がめっきり減っていますし、都市部では家族の姿がみえない例会がふえています。

断酒会から家族の姿が遠ざかったのは、自己責任という考え方が定着したからでしょう。自己責任という考え方が断酒会に流入した結果、個々の酒害者に酒をやめさせる力が家族（要するに社会）から減退している背景をみてみよう。

例会の冒頭に当事者が「心の誓」を朗読し、家族が「家族の誓」を唱和して雰囲気が高まり、「真剣に聴くぞ、赤裸々に話すぞ」という気になります。自己責任がいまだ論じられていなかった時代、「家族の誓」の文言は今日のものとはまったく異なっていました。

古いほうの「家族の誓」をかかげます。「私の主人・息子は断酒会に入会しました。あれほど好きな酒をやめるのは本当につらいことでしょう」、「断酒を決意した主人・息子は偉いと思います」、「主人・息子の悩みは私の悩みです」、「私は主人・息子の酒を断つために、少しでも力になって、共に苦しみ、共に直します」とつづいていました。

このように自己責任が語られていなかった時代の「家族の誓」では、断酒をつづけている夫（あるいは息子、娘）に対して、同情し、称賛し、共感し、同一視し、家族間の一体化が図られていたのです。

自己責任という概念が浸透した時代にあわせて、「家族の誓」の文言が刷新されましたが、左に現行の、新しいほうをかかげます。「私は夫（息子、娘）の酒害に巻きこまれて、悩み、苦しみました」、「アルコール依存症は家族ぐるみの病気です。病気だから治さなければなりません。また治すことができます」、「これからは酒害を正しく理解し、互いに協力して、心の健康を回復します」、「私は断酒会の皆さまとともに、幸せになることを誓います」となっています。

同情や称賛が消えてしまいました。同一視や一体化もほとんどありません。現行のものでは夫婦間の対等関係がめざされているようです。男女平等の志向があります。

断酒の初期においてもっともたいせつな原則は、酒害者の苦しみ、痛み、悲しみに共感をよせることだといわれています。

共感をしめされた酒害者が理解されたような気分になって、いよいよ意欲的になることが多い。現行の「家族の誓」は自己責任が高唱される時代にすりあわせた産物であって、初期断酒人から断酒意欲を引きだすものではないように思います。

「家族の誓」の文言変化にともなって、今日、体験談において「主人」ということばが廃《すた》れ、「夫」が多くつかわれています。自助グループでは酒害者に断酒してもらって、回復してもらうことが最大の目的ですから、自助グループの場では、多少、男女平等が「後退」しても、同情・称賛・共感・同一視が前面にでていてもいいように私は思うのですが……。

いずれにしても、自己責任の高唱と会員減には正の相関関係がありそうです。アルコール依存というものは、本来の自分の義務（節度ある適正飲酒）を怠ったことの結果であり、社会（要するに他者）に責任をもとめることはできないと信じられる時代になって、自助グループの活力が殺《そ》がれているのです。節度ある適正飲酒を怠ったこともアルコール依存症の発症要因ですが、それだけではありません。酒類供給面での規制の欠如や飲むことと酔うことに超寛容な文化の存在、体質・気質の問題から環境の問題も重要な因子です。

自己責任とのからみで例会場の使用料をみましょう。ＡＡはキリスト教会を借用してミーティングをひらいているようですが、断酒会はたいがい公民館を借りて例会をもっています。その公民館は永く使用が無料でした。しかし、二〇年ほどまえから有料化の波が押しよせ、全国的な傾向として、断酒会も料金を払うようになっています。

断酒会は古くから、都道府県や市町村にたいして、公費による援助を訴え、行政がそれに応えて少々の補助金を交付してくれていました。しかし、やはり小泉改革のころから、補助金が減額されたり、打ち切りになりました。

公民館使用有料化もふくめて、これには自治体の財政難という事情もあるにせよ、それ以上に自己責任の原則がもたらしているのです。

現在、日本で問題飲酒が激増しています。

本書の第一講「酒と日本人」において、今日、多量飲酒者とアルコール依存症者が激増しているデータを示しました。すなわち二〇〇三年に多量飲酒者が約八六〇万人、アルコール依存症者が約八二万人でした。それが二〇一三年に多量飲酒者が約九八〇万人、アルコール依存症者が約一〇九万人に急増したのです。

なぜ、多量飲酒者やアルコール依存症者が激増しているのでしょうか。その背後になやましい事実が横たわっているように私は感じています。

私は、激増は社会構造が激変したことの結果だと思います。社会構造が激変した背後には新自由主義的政策によって伝統的な地縁社会が崩壊したという事実があるのです。

小泉改革のころから、生活保護率とひとり暮らし家庭が急増し、人口移動率が高くなりました。人口移動率が高いということは、転入・転出が多くて活気がありますが、反面、伝統的な地縁社会が崩れているということで、青年層にも中高年の男女にも高齢者にもひとり暮らしが多くなったことにそれが反映されています。

青年や中年が親と同居していないわけですから、ムチャクチャな飲み方をしていても、それを諫《いさ》める者がいない。世代ごとに家庭をつくる社会は、飲酒にたいするチェックが甘くなります。厳然たる事実ですが、ひとり酒からアルコール依存症になりやすく、アルコール依存症になってからもひとりで飲むことが多いのです。

アルコール健康障害対策基本法をめぐる二種類の対応

日本政府は平成年間に入ってから、アルコール関連問題を重視する体制をとりだしました。それにもかかわらず、欧米諸国とくらべると供給面の規制も対策も緩やかなものがつづいています。

そういう平成二二（二〇一〇）年五月、ＷＨＯ総会が「アルコールの有害な使用をへらす世界戦略」を採択し、各国に酒類消費量を削減する取組みを要請し、また、取組み内容をＷＨＯに報告するようにもとめました。マスメディアはこれを大々的に報道し、巷間には酒はタバコのようになるのかという不安と期待が交錯していました。

平成二五（二〇一三）年一二月に、日本ではＷＨＯの要請に応えるべく自殺対策基本法を下敷きにした「アルコール健康障害対策基本法（アル法）」が制定される。

アルコール健康障害対策基本法の制定後、その評価をめぐって反応、態度がふたつに分かれました。ひとつは実現可能な完璧な法律であると称賛し、集会などで「基本法がバラ色の社会を創る」などと賛美する人たちです。

もうひとつは、肝心なことが盛りこまれていず、大昔のヒューズ法のような法律でありアルコール環境をよくするものではないと見る懐疑的な人たちです。

私は一方的に賛美するのも、懐疑的になるのも好ましくなく、今日のアルコール関連問題が置かれている状況に引きつけて同法をみていくべきだと思います。

アルコール健康障害対策基本法には同法をとおして実施しようとする一〇項目の基本的施策が条文によって定まっています。つまり、アルコール健康障害対策の大枠がはめられているのです。それは、教育の振興（第15条）、不適切な飲酒の誘引の防止（第16条）、健康診断および保健指導（第17条）、医療の充実（第18条）、飲酒運転を起した者への指導（第19条）、相談支援（第20条）、社会復帰の支援（第21条）、民間団体への支援（第22条）、人材の確保（第23条）、調査研究（第24条）というものです。以上の一〇項目を国と地方で実現していこうというわけです。

アル法の条文にもとづいて二種類の会議、すなわち、中央省庁職員による「推進会議」と、専門家・当事者による「関係者会議」がもたれます。このうち、関係者会議には委員一七名と中央省庁の職員も参加して、全一四回開催されました。並行して、同メンバーの出席によって「ワーキング・グループ」も一二回ひらかれました。会議は、一〇項目の基本的施策を核にアルコール問題を論じて、基本計画案を作成するために開催されたものです。

六名の医師、四名の大学教授、二名の断酒会員などが関係者会議の委員になっていましたが、

ＡＡが不参加であったのは「一二の伝統」に述べられた政治や社会にむかって発言しないという原則からきたものでしょう。

関係者会議では熱心な討議風景がみられましたが、委員たちには共通する酒害削減セオリーがあったわけではなく、厚生労働省をふくめて中央省庁の職員には自助グループについての認識の低さが露呈していました。

こうした高級官僚にはアルコール依存症に関して本をとおしての知識はあるのですが、自助グループに実際に出席しての感動体験や生きた知識がないのでした。

アルコール依存症領域における自助グループの力量はきわだっていますが、自助グループにはすでに述べましたように多種多様な効果があります。ソブラエティとリカバリーにいたる多くの効用に関する知見も、自助グループの大会や研修会に出席してこそ初めて得られるもので、感動体験や生きた知識がないということは致命的です。

内閣府の職員も酒害削減について後ろ向きの発言をすることが多かった。医師たちもアルコール依存症には断酒が必要だと認識しながらも、アル法には関心がひくく期待することがありありませんでした。

アルコール健康障害対策基本法が第一期（二〇一六～二〇二〇年）に取組む「基本計画」が、二〇一六（平成二八）年五月に閣議決定されました。それにはふたつの重要な柱があります。ひとつは、飲酒のリスクを国民に啓発して、アルコール依存症をふくめたアルコール健康障害を予防するということです。もうひとつは、アルコール依存症をふくめた健康障害にかんする相談から治療、回復にいたるまでをすべての飲酒者に切れ目なく支援していくということです。

このあたりで私自身の意見を述べたほうがいいでしょう。

アル法が制定される前後から情報が私に届いていました。関係者会議がひらかれていた一年半の期間にも関係者会議やワーキング・グループの議事録をふくめた山のように大量の情報が私の手元にリアルタイムでもたらされていました。

アル法は新時代を拓きました。国レベルと地方レベルで、公然と、飲酒リスクを国民に知らせてアルコール依存症を予防できるようにするというのは素晴らしいことですし、相談や治療も切れ目なくやるという目標も燦然《さんぜん》と輝いています。

私が本書で述べてきましたように社会にはアルコール依存症者や大量飲酒者があふれていますが、それにもかかわらず、従来、その削減をめざした国家的な、また地方的な取組みがありませんでした。病院や自助グループがインフォーマルに細々とやってきたにすぎないのです。精神保健福祉センターにしろ、保健所にしろ、あるいは市町村にしても、住民から問いあわせがあったとき、これこれしかじかの病院があり自助グループも存在しているという情報をながしてきただけなのです。

それが転換したのです。つまり、明治元年から一五〇年間の星霜がながれてやっとアルコール依存症の問題に国家的に、また地方的に多角的に対応することが決定しました。

細部を公開すれば、酒害相談の場所も設けられるし、自助グループへの支援も決まりました。例会場の使用が無料になるかもしれません。これからは、精神保健福祉センターや保健所、市町村が酒害防止活動の主体となって、飲酒リスクを住民に啓発するとともにアルコール依存症を疑われる人びとへの相談業務を展開していくことになるでしょう。

アルコール依存症になった人は不調を感じたとき、最初に内科に通院するのが普通です。内科病棟に入院することも多い。以前からすべての内科入院患者のおよそ四分の一がアルコール依存症者であるといわれてきました。

一方、内科医はアルコール依存症について専門知識をもっていないのが普通です。一滴もダメだというのでなく、退院していく患者にむかって、内科医が「今後はビール一本にしておきなさい」と指導するのです。これではまた入院せざるを得ない。何回か入退院をくり返しているうちに病気がどんどん進行し、悲惨なできごとが起きるのです。行政、メディア、教育、企業、人権団体なども、アルコール依存症者は完全に断酒しないと、早晩死にいたるということが全然わからなかったのです。

今までは多くのアルコール依存症者がそういうような愚かしい対応をうけて死んでいったのです。酒害者が専門医療や自助グループに出会えるのは九牛の一毛というほど少ない。

今回の基本計画では「医療連携の充実」が記載されましたから内科医がアルコール依存症に関する研修を受講し、キャリアを積むことになるでしょう。そうなれば内科医が酒害者に適切に対応できる。具体的にいうと、これからは内科医がアルコール依存症の疑われる患者をアルコール医療機関に送るようになる。アルコール健康障害対策基本法の後押しによって、国民のアルコール依存症にかんする知識も飛躍的に増大するでしょう。

大きな弱点を指摘できない社会は危ない

しかし、アルコール健康障害対策基本法や関係者会議、基本計画には大きな弱点もあります。関係者会議やワーキング・グループではテーマにならず、したがって語られなかった、基本計画にも記載されなかった重要なことがみっつあるように思います。

ひとつは、アルコール消費をへらす取組みです。

消費量をへらすための酒価、小売、広告への規制・対策が語られずじまいでした。酒税や酒価を上げれば消費量が減少し、また小売を規制しても消費量が減少し、その結果、アルコール依存症者の発生が抑えられるのです。アルコール健康障害対策基本法にはすでにアルコール依存症になっている人びとにたいする支援がいろいろ述べられているのですが、社会の根本においてアルコール依存症者の発生を抑える取り組みがありません。

弱点のふたつめは、日本では他の商品と比べたアルコールの相対価格が低下し、消費者にすれば入手しやすい状況がつづいているのです。入手しやすい環境から大量のアルコール依存症者が生まれます。本書第一講「酒と日本人」で、二〇〇八年現在の酒類の相対価格は、一九七〇年にくらべ、他の物価よりも三割近く安くなっていることを説明しました。

日本の酒類が安いという事実は、アルコール関連問題発生の根本的な原因になっているのですが、この巨大な問題がアルコール健康障害対策基本法にも関係者会議にも基本計画にも入っていないのです。

弱点のみっつめは、アルコール依存症が精神障害であることにふれられていない点ですが、これも巨大な問題です。アルコール依存症は、精神衛生法→精神保健法→精神保健福祉法→障害者自立支援法というそれぞれの時代の管轄法をとおして、精神障害の範疇に入れられてきました。精神障害とはひらたくいえば精神病であり、露骨な言い方をすれば気違いです。

アルコール依存症は進行すれば幻視・幻聴や振戦せん妄などが出現し、知らない人は驚愕《きょうがく》するが、多くの場合、それらは離脱症状であり、日本の医学会が「離脱症状は精神病ではない」と言明していた時期もあります。

本来、精神障害者には精神障害者保健福祉手帳が交付され、税金や入場料などは減額されるのですが、アルコール精神病には交付されていても、アルコール依存症には交付されていない。

第二次世界大戦後、政府は障害者の暮しを検討し、働くことができればなるべく働くことがたいせつだという結論に達した。障害者雇用促進法を制定したり、身体障害者については企業や官公庁に雇用を義務づけるなどの努力をかさね、平成三〇（二〇一八）年に精神障害者の雇用が義務化される見通しですが、この場合も精神障害者保健福祉手帳を所持している人（統合失調症など）に限られるのです。

戦後、政府が支援などで重視してきたのは、身体障害→知的障害→内因性→アルコール依存症という順位です。アルコール依存症は「自分でつくった病気」という誤解が政策担当者にあって、それで支援されずに今日までできたのですが、アル法の後押しでアルコール依存症という障害もやがて支援対象になるでしょう。

アルコール医療機関で「あなたはアルコール依存症です」と診断されたら、即、精神障害の烙印《らくいん》を押され、終生、焼き印が消える日が来ないのです。この場合、精神的になんら異常が認められなくとも精神障害者となるし、二〇年、三〇年断酒してまったくリカバリー（回復）を遂げていても精神疾患であり「気違い」なのです。

依存症には種類が多くて、買物依存症やギャンブル依存症もありますが、こういう嗜癖《しへき》をもつ人が病院で治療をうけるときは「アディクション」として扱われるのです。アディクションは病気ですが、精神障害ではありません。アルコール依存症者はアディクションとしてではなく、精神障害者の焼き印を押されているのです。

構築主義に立つ人びとはアルコール依存症をどう捉えているのでしょうか。

構築主義という学派は、少数の酒飲みを「アル中」と認定し、さらに「精神障害者」と烙印を押すことで、つまり、マイノリティをスケープゴートに仕立てあげることで、マジョリティは正常な飲み方に注意をはらい、自分たちの正常性と正統性を確信することができるようになるのだと主張します。

ごく一部の人たちを精神障害者であるとラベリングすることで、一般社会において人びとの友情と連帯と団結が強固になり、そうした一般人にたいして社会規範や許容範囲を逆照射するというのです。

構築主義の言説を持ちださねばならないほど、国は私たちアルコール依存症者（とりわけ自助グループの面々）に背筋が凍りつくほど冷酷に処しており、その差別性は他に例がありません。

アルコール健康障害対策基本法や基本計画、あるいは関係者会議には、みっつの重要事項が抜けていました。①アルコール消費量をへらす対策、②酒類の相対価格の安さ、③アルコール依存症が精神障害にされていることがそれです。

長所も弱点ももつアルコール健康障害対策基本法をどう評価したらいいのでしょうか。

そう考えているとき、格好の資料を入手することができましたが、このことは望外の喜びです。断酒会の友人から『アルコール問題に世界はどう取り組んでいるか』というブックレットをもらったのです。このブックレットの筆者は、兵庫県にある垂水病院というアルコール専門病院で副院長をなさっている麻生克郎先生です。

麻生先生はアル法ができたころ、医者仲間から外国の取り組みを調査するとともに、そのな

表18　アルコールの有害使用を低減する世界戦略（WHO）

10分野の政策オプションと介入施策
1. リーダーシップ、現実認識、責任ある実行
2. 保健医療サービスの対応
3. 地域社会の活動
4. 飲酒運転に関する方針と対策
5. アルコールの入手しやすさ
6. アルコール飲料の販売活動（広告など）
7. 価格政策
8. 飲酒や酩酊による悪影響の低減
9. 違法に製造されたアルコールの影響の低減
10. 観察と監視

麻生克郎『アルコール問題に世界はどう取組んでいるか』

かにアルコール健康障害対策基本法を位置づけてほしいと懇願されたそうです。麻生先生は仕事の合間に得意の語学をいかして外国の文献にあたられた。そして、研究結果をブックレットにまとめ、集会で発表されたのです。

表18にありますように二〇一〇（平成二二）年、WHO総会が採択した「アルコールの有害な使用をへらす世界戦略」は一〇分野の政策オプションから成り立っていますが、日本のアルコール健康障害対策基本法と照らしあわせると、麻生先生は、「①、②、③、④、⑩では具体的な取り組みが前進する可能性も高いと思われる」と書いておられます。

逆に日本のアルコール健康障害対策基本法には「抜け落ちている思われる分野（⑤、⑥、⑦、⑧）もある」と述べておられるのです。

つまり、麻生先生は、日本のアルコール健康障害対策基本法の弱点として、アルコールの入手しやすさ、アルコール飲料の販売活動（広告など）、価格政策、飲酒や酩酊による悪影響の低減への取り組み・対策がないと明記されているのです。

要するに、麻生先生はアルコール健康障害対策基本法がＷＨＯの要請に応えるべく制定された法律であるが、政策オプションの実現度は五割だと指摘されているのです。

今後、47都道府県において、推進計画をつくるとき、アルコール消費量をへらすために、①酒税、酒価、②小売、③広告を規制していくと明記すればいいでしょう。地方が結束して国を包囲していくことです。

現在は第一期ですが、これから第二期、第三期……と政策実施がつづいて、教育の振興、健康診断および保健指導、不適切な飲酒の誘引の防止、飲酒運転を起した者への指導、社会復帰の支援など一〇項目の基本的施策が実施されるから、将来、アルコール問題に関して日本は見ちがえるほどいい国になるはずです。アルコール問題が大幅に改善されたとき、国民や事業者や政策立案者がアルコール依存症の発生予防策に理解をもつようになり、アルコール消費量、酒類相対価格、精神障害説に適切に対処すると思われます。

第五講　手記「酒びたりの我が半生」

自分を肯定できる気分をもとめて酒を飲んでいた

私（「酒のやめ方講座」の筆者）の初飲は一八歳です。高校三年の学年末考査が近づいていた一月下旬のある夜ふけ、寝るまえに水を飲もうと台所に入ったら食卓に紙片と湯呑みがありました。母の字で「温めて飲みなさい」とあります。湯呑みが酒だとはすぐにはわかりませんでした。鼻に近づけたら、甘くかぐわしく心地よい匂いがします。

ひとくち飲みました。口中にかぐわしい香りがふわりと広がり、温かな液体がするりとすべって胃袋にしみわたります。みくち、よくちと飲んでいくと、腹のあたりが温まってきます。湯呑みを半分ほどあけたころ、言いようのない多幸感にひたりました。「世の中に、こんな美味いものがあったのか」と感動と驚きが交錯し、酔いのなかで、自分を肯定できる部分に私はおおきな魅力をおぼえました。

いきなり後年のことになりますが、三七歳のとき、私はアルコール医療の専門医から、「中本さんは完全なアルコール依存症です」と診断されました。

初飲体験のあり様が将来をうらなうといいます。初めて飲んだとき、ビビッと大脳のレセプターに電流がながれたような魅惑的な快感がはしった人はアルコール依存症になる可能性がかなり高いということです。私にも稲妻のようにビビッときました。

酒を初飲しても、別に美味くもなく、特になにも感じなかった人は、その後、もとめて常飲することがなく、したがってアルコール依存症になる確率はたいへん低い。初飲で、酔いだしたとき、「うっとうしいなあ」という感想をもった人は、その後、酒宴を毛嫌いすることがあっても、酒で憂さを晴らそうという気にはなりません。

学年末考査につづいて自宅待機の日々がありましたが、やはり寝るまえに湯呑みで飲んでいました。大学生になってからも、いよいよ酒に惹かれていきました。何ものにも優るいいものだという気になるのは、酔うと自分を肯定できるからです。

年の端もいかない一八やそこいらの小便臭い男の子が、酒を飲んで自分を肯定できたと書けば、大人から「冗談をいうのはやめろ、笑ってしまうぞ」と叱られるでしょうが、私が酒によって初めて自己肯定し得たのは確かな事実なのです。というのは、私は当時、四六時中、敗北感やコンプレックスという灰色の牢獄にとじこめられていたのですが、一杯を飲むと、目のまえに花々が咲き乱れ、「今のままでいいぞ」、「ノーマルだよ」、「いい人ね」と評されているかのような気分になったのです。

三七歳まで私が酒にもとめつづけたものは、自分を肯定できる気分でした。

このあたりで私の成育歴をおおいそぎで述べねばならない。

戦争に敗けた年、私は大阪府と奈良県を区分けする、生駒山脈の海抜四〇〇メートルの僻村にうまれました。農家の跡取り息子です。なかなかの高所ですから、峠に立てば、晴れた日の朝夕には油をうかべたような大阪湾をゆく船影や薄青色にかすんだ淡路島の島影も望むことができます。

長じて農業嫌いになりました。

牛も入らないほど狭い田が尾根にむかって積み重なり、斜地の畑もあっちの崖淵、こっちの山影というふうに散在しているのです。稲竿や肥桶も肩にかつぎ、曲がりくねった、登り下りの細道をゆく。野菜や花卉には冬季をのぞいて雑草と病虫害が襲ってくる。家のなかで牛を飼い、飼葉桶にワラを切ってやる。寝床にワラを敷いておいても、そのワラを糞と尿で汚す。アブが牛の血を吸いに飛来し、飛べないほど吸い尽くす。血膨れの重みで飛べず、ワラの上に落ちている。家のなかのアブやハエの多さといったらない。真夏の炎天下、あっちの畑からこっちの畑へと資材をもって移動するのも苦痛だった。

徐々に農家のうまれであることが呪わしく、山暮らしであることにも恥じるようになります。両親と祖父母に愛育され、姉と男衆にも可愛がられていたのですが、小学校の高学年になったころには山村の農家であることに巨大な敗北感とコンプレックスを抱いていました。

こころに破調をもたらした第五福竜丸事件

昭和二九（一九五四）年三月一日、アメリカが南太平洋のビキニ環礁で水爆実験を行い、同環礁の東方一六〇キロメートルの海上で、操業中の静岡県焼津漁港のマグロ漁船、第五福竜丸が被爆しました。船長の久保山愛吉さんら数名の乗組員が、いわゆる「死の灰」を浴びたということで、新聞とラジオがもの凄い量の報道をはじめます。ヒロシマとナガサキへの原爆投下によって息の根をとめられていたから、日本のマスメディアがよりいっそう放射能に恐怖感をもったのでしょう。

マグロのみならず普通の魚類も放射線量が測定され、新聞とラジオがその危機を訴えました。だから、九歳の私はストロンチウムの怖さから魚類を食べられなくなります。生魚ならすべて口にできずカツオ節まで敬遠していました。降雨も怖くてしかたがありません。晴れた朝でも登校するとき、傘を携行しましたし、少しでも濡れたら皮膚が焼けるほどタオルでこすりました。こすりすぎて血が噴きだして病院にいったこともあります。

同年秋に久保山さんが他界すると日本のマスコミはいよいよ狂ったように放射能の恐怖を言いたて、その余波から私の神経が変になります。当時の私は新聞をよく読む子どもだったのですが、三面記事に殺人事件とか自殺事件とかが載っていたら、不安で仕方がない。「自分も殺される」、「自分も自殺する」という思いが湧いてくるのです。その思いにとらわれ、思いが固着するのでした。これは健康な大人には荒唐無稽な話ですが、祖父母とカルタに興じている最中や小学校で級友とふざけた後に、突然、殺されるとか自殺するという鉛色をした恐ろしい想念が湧き、私は生きている気がしないのです。この病的な想念は二〇代になっても三〇代になっても執拗に私を苦しめます。

これより先、四歳のとき、私は鼠蹊部のヘルニアになりました。睾丸がふくらむ病気で、俗には大金玉といわれていました。手術は簡単なのですが、戦後すぐのころで禁忌《きんき》がつよく、大人たちが協議して、脱腸帯を巻いて治すことになりました。

ステンレスと牛革でつくられた高価なもので、腰にサラシを巻いてから装着しますと、岩石に挟まったような窮屈さ、嵩《かさ》の高さがあります。

一か月経っても二か月経っても睾丸がちいさくならず、五年も六年も巻きつづけます。成長期だから骨盤がおおきくなり、それでも高価なものであるために買い替えることができず、古いもので我慢せざるを得なかったのですが、万力のように締めつけられる痛みは半端なものではありません。

小学校が山下にあり、下校には急こう配の坂道をあがって帰るのですが、腰にケロイドができ、とくに夏場、汗がしみる苦痛の大きさといったらありませんでした。

村でも学校でも仲間はずれにされることが多かった。その悲しさ、淋しさ、怒りは私を無口にするほどこころに傷をつくってしまった。仲間はずれにされたとき、夕闇せまる村で恐怖をおぼえました。そういうときにかぎって、「殺される」、「自殺する」という暗い想念も襲って、私はこの世でひとりぼっちだと思いました。

小六の冬休みにした手術によって脱腸が完治したのですが、鼠蹊部ヘルニアは私におびただしい後遺症を遺しました。その最大のものは病弱だという自意識であり、そこから派生した親にたいする依存心です。

　後年、自助グループに入会した私は、酔いをもとめる酒は危ないということを教えてもらったし、ひとり酒もアルコール依存症になりやすいと聞かされました。しかし、私は自己肯定感を得たいと思って飲んできたし、その飲み方もひとり酒が普通でした。

　高校を卒業したころ、我が家の構成は、祖父、母、姉、私、それから男衆という顔ぶれですが、父は中一のときガンで死に、祖母も病気で死んでいました。

　祖父は陽気で思慮ぶかくひどい内翻足《ないほんそく》で、オランウータンのように笑いながら、分廻しのように足を引きずってあるいています。若いころから山を買い、それを転売して稼いできました。中世の終末期、生駒山脈の連峰のひとつに松永久秀という首魁《しゅかい》が信貴山城を建てましたが、天守閣としては最初のものであり、望見して感動したルイス・フロイスがその比類のないうつくしい威容を本国のイエズス会に報告しています。信長の軍勢がこの城を落とし、現在、城郭跡が遺っています。祖父はこの信貴山城の再建に生涯にわたる情熱を燃やしている。母もほとんど失聴者といっていいほどに聴覚に欠陥があって現に身体障害者手帳をもらっています。夫の病没後、農業にあけくれているのですが、蚊、虻《あぶ》、雨、酷暑、草の猛威のせいで農業が好きになれず、息子は公務員にさせたいという望みをもっています。

　姉は私より九歳上で、リンカーンの洋画をみてから弁護士をこころざし、大学の法学部に入るのに三浪し、大学へ入学してからも六回連続して司法試験に落ちています。

男衆の音吉も大阪空襲で実母が行方不明になってしまい、今も再会できる日を夢みています。年に数日の休日にいそいそと大阪へでかけ、住吉大社や大阪城を見物したり道頓堀界隈をあるくのも母親と会えるかもしれないという期待があるからです。

彼は、戸板をひらくと安物のポマードの匂いがただよってくる、四畳半ほどの部屋をあてがわれ、部屋には行李がいくつか積まれ、その下にいつも衣類が散らかっています。音吉の毎月の手当が三千五百円であることに私は痛ましさをおぼえて中学生のころから、祖父と母に音吉の待遇改善を訴えつづけています。

他人の目、思惑を必要以上に意識する私の性格

一八のころ、私の身体が固まったようです。検診では体重が測定対象になっていますが、本来は肥満度というのは一八歳の体重と比較したものです。

やはり一八のころ、身体と同じように精神とか感情の面でも基調が成ったと思う。私はよく誠実で情熱をもってことに当たると言われてきました。そういう傾きもあるにはあると自分で認めていますが、一七、一八ぐらいから性格・性質のうち嫌な部分も固まったと思うのです。強くはないのですが、いつも人に見られているという気がするようになりました。たえず他人

の目、思惑を意識するようになったのも一七、八だと思う。あるいているとき、実際に振りかえったりすることはまったくないのですが、見られている気がします。監視され、観察されているというふうな強度の高いものではありませんが……。しかし、同時にまた、人に追われているような感じも少しだけあるように思います。追跡というような烈しいものからはほど遠いのですが。

やはり一七、八から緊張性の高い性格になりました。理髪店で順番がきて、台に乗ったら、体をガチガチに緊縛させているのが普通です。

性格に嫌な部分がうまれて、気分もすぐれない日に用事をかたづけたあとなどに、不意に「自分も殺される」「自分も自殺する」という不気味な想念が湧くのです。

そのころ、私はテネシー・ウィリアムズの『ガラスの動物園』を読みました。劇作家の自伝的作品で、アメリカ文学の最高峰という評価です。

アマンダという中年女性とその娘、息子の物語で、夫は行方不明中という設定です。舞台にはジムという息子の同僚も登場する。アマンダは理想が高く現状に不満をもっていて、他者のものごとに自分の尺度で接し、理想を押しつけている。

ローラはアマンダの娘で足が不自由で、足につけた器具の立てる音を異様に気にしてコンプレックスの塊になっている。極度に内向的で引きこもり勝ちだ。ローラの生きがいがガラス細工の動物のコレクションで、動物たちとこころの交流をかさねている。トムはローラの弟で、靴会社の倉庫で働き、詩作もやっていて、大都会へ出奔するなどして、みじめな人生から抜けだしたいと念願している。

ある日、アマンダは娘のローラの婚期が遅れていることに危機感をつのらせ、男性との出会いの機会をあたえるべく、トムに会社の同僚をつれてくるように頼むのだった。実際、トムは同僚のジムを夕食にまねく。なんとジムは高校時代にローラが淡い恋心をいだいていた相手であった。夕食会の日にも交流して、ローラはまたジムに惹かれていくのだった。……

私は『ガラスの動物園』が我が家と似通っていることには仰天しました。我が家にも高い理想がそびえ、現実にたいする不満も渦巻いていますし、脱出への衝動にも熱いものがあります。私は自分がローラやトムとは血を分けた兄弟だと思いました。

この戯曲を読んだことから、我が家の危機があぶりだされ、祖父、母、姉、音吉に哀惜の念をもったものです。『欲望という名の電車』(ピューリツァ賞)や『熱いトタン屋根の猫』(ピューリツァ賞)など他の作品や自伝も読み、テネシー・ウィリアムズが同性愛好者であったことも知りました。秘書マーロとは出会ったときからマーロの病死まで一六年間も関係がつづきます。劇作家にもっとも影響をおよぼしたのが二歳上の姉ですが、彼女は精神障害のため生涯のほとんどを精神病院のなかで過ごしました。

劇作家の実父は酒とギャンブルに明け暮れたそうですが、不世出《ふせいしゅつ》のこの劇作家自身も老いてからは死に恐怖して酒を浴びるように飲み、薬にものめりこみ、両方とも依存症のレベルにおちいっていたそうですが、ニューヨークのホテルでウイスキーボトルのキャップを喉に詰まらせて死にました。

我が家の家族もよくいえば異彩を放つユニークな人柄であり、わるくとらえるとエキセントリックな亡者でしょう。祖父も母も姉も私も妄執にとりつかれて、その旗印にむかって猪突猛進していて、平均的な人生態度から逸脱しています。私の母もアマンダに似て自分の理想や価値観を子どもたちに強制するヒステリー性の女性なのです。

私も善人なのでしょうがいかんせん線が細く、他者の思惑に気をとられすぎの神経病みです。「追われている」、「見られている」という思いがたえずあり、緊張性も高く、殺されたり自死するのではないかという不安も根強い。劣等感と敗北感もある。こういう私が、一八の初飲で、酔いのなかに自己肯定感をもったのもある意味では当然でしょうし、この後も三七歳まで自己肯定の気分をもとめて飲むのも必然のことでしょう。

酒蔵での雑役のアルバイト

私は高校を卒業してから学生生活を京都市内で送ることになります。ゼミの親友が伏見の造り酒屋の息子ということから、高度成長期の人手不足も手伝って、毎年、秋から春にかけて、酒蔵（K酒造株式会社）で雑役夫（「下人」という職階）のアルバイトをするようになりました。

蔵のにぎやかなことと、醪《もろみ》の泡の噴きあがる音には驚きました。期間中、蔵人さんたちはほとんど不眠不休になって、真夜中にも桶にハシゴをかけて登り、なかの泡の状態をみていました。酒蔵での雑役体験から「酒は生き物だ、千年にわたって日本人が育んできたものだ」という誇りをもつようになり、こころの深いところに、酒にたいする親密性が宿りました。

醸造が終わった春から秋にかけて、K酒造株式会社で営業のアルバイトもします。

結局、この会社で年がら年中働き、それが数年間におよびます。一週間に一日だけ授業のない日をもうけ、名刺もあつらえて、近畿各地の酒屋を訪問します。

店主に試供品を味わわせ、天下一品の清酒であることを知らせようとします。日本酒の味を表現するのに、昔から「あま」「から」「ぴん」「うまみ」ということばがあるのですが、店主に「角があって、張りもある」とか「ソフトで締まった感じ」というふうに高評価してもらえるようにもっていくために私も少量飲むことがありました。同じ酒を同じように飲みあってこそ、味にたいする思いも一致するのですから。

午前中だけで一〇店前後でセールスをし、そのうち半数ほどの酒屋で飲み、午後も他店をまわっていきますと、夕刻の四時、五時にはかなりな酩酊状態になるのです。

酒屋の店主には酒飲みが多く、立飲みを営業している店もあって、立飲みカウンターで店主、客たち、セールスの私が飲みくらべるという光景も現出してくるのです。

私が熱燗のコップを傾けながら、雑役をとおして得た酒造の実際を話すとたいへん喜ばれたものです。こうなってきますと、営業成績などどうでもいいように思われ、店のなかで、ビールの栓抜きで一升瓶をたたきながら、みんなで「六甲おろし」を合唱したものです。日本のプロ野球史上もっとも古い球団歌で、もっとも歌う者も聞く者も元気づける歌です。

店主がコップをにぎった右腕を突きあげ、

「打倒！　巨人！」、と叫び、みんなもコップを掲げて、

「ダトウ！　キョジン！」と応えます。私も、グイとひと口を飲んでから、

「打倒！　中日！」と絶叫します。

「ダトウ！　チュウニチ！」みんなも喚く。赤鼻の酒飲みのおっちゃんも腕まくりした右手で熱燗入りのコップをあげて、左手でビールの栓抜きで一升瓶をたたきつつ、

「打倒！　広島！」と怒鳴る。店主や私らも店内を踊りながら、

「ダトウ！　ヒロシマ！」と応えます。

最後にがっちり握手して「今年こそ」と言いあったものです。

高校の一、二年生の時分から私には世界地図をみながら白昼夢にふけるということがあり、海外を放浪することに憧れていました。だんだん夢想がリアリスティックになって、大学の四年は休学して世界一周漫遊旅行にでかけました。サンフランシスコを起点にして世界をまるごと体験したいと意気込んでいます。

ハウスボーイや庭師見習いのアルバイト

旅行の方法として国から国への移動は飛行機でやり、国内は鉄道もしくはバスで移動することを掲げました。金銭面ではまずアメリカにわたり、同国で働いて金を稼ぎ、北アフリカ↓ヨーロッパ↓中近東↓インド↓東南アジアというコースの旅費をアメリカで調達するということにしました。

経由したホノルルには何の情感も催さなかったのに、サンフランシスコの第一夜には感激し、投宿したYMCAホテルの水道水にさえただならぬ美味さだと舌を巻きます。

すぐ母親に手紙を書いたのですが、手持ち現金は一九五ドルだけでした。

当地には朝刊紙サンフランシスコ・イグザミナーと夕刊紙サンフランシスコ・クロニクルがあって、両者は同一の経営母体であり、すぐダウンタウンの本社にでむいて求職の三行広告を出します。「求むハウスボーイ、月50ドル。JPNボーイ」という記事で3ドルを払い、購読者からの電話を取り次いでくれるマーケット通りのちっぽけなビジネスホテルに移ります。

結局スコット通りのミセス・ヒックスという女性宅に同居し、夕方、床磨き・皿洗い・窓ふきなどの軽作業のひとつに就き、昼間はアダルト・スクールで英語を勉強することになりました。

市内には数校のアダルト・スクールがありましたが、移民してきた人びとにカリフォルニアの歴史や文物を英語とともに教授する共通目的をもっています。

日本人生徒の素性は、現地の大学に入学が決まっていたり、日本企業の現地駐在員の妻であったり、日系移民で英文を読めなかったり、ただの物見遊山であったり……と多様です。外国人生徒の出身国も、ヨーロッパ、中東、東南アジア、台湾、中国、中米、南米にひろがって多様ですが、ドイツ人がいてもフランス人はみかけたことがありません。

学校は週五日制でありますが、アダルト・スクールで勉強しながらも登校しない日には工場や路上で働いたり、週に三日だけ日系人の庭師の下で見習いをやったりして、少しずつお金を貯めていきます。

庭師の日系人のオンボロトラックに乗って、市内はもとよりバークレー、オークランドあたりまで営業をします。Gardenerというと芸術家に近いイメージを放つのですが、その作業は簡単で、犬猫の糞を拾い、芝生を刈り、樹木に肥料をほどこし、枝を切ることなのです。

ペイは東京銀行のサンフランシスコ支店の口座に入金していました。初めて東京銀行の店舗に行ったとき、行員のカジュアルな服装にびっくりしました。経営者が着慣れた私服のほうが作業能率をあげることができると判断しているということです。店頭にも行員とお客を分ける仰々しいカウンターもありません。

サンフランシスコは地中海性気候で、年中、春か秋のような気温ですが、真夏に暖房を入れないといけないほど冷える日があり、あわててコートを羽織った人びとの頭上に白い朝霧が降ります。しかし、暖房を要する日というのは年間にさほど多くはなく、降雪もなく、年中、春か秋のような日々がつづきますから、四季折々に風物詩のある日本になれた身には地中海性気候というのは単調すぎてイライラ感が生じます。

日本では土用、盆踊り、地蔵盆、秋の彼岸、秋祭り、正月、大とんどなどの年中行事が四季とむすびついて心理的なメリハリをつけてくれていたと思うようになるとともに、この街の気候がノッペラボウにしむけていくと感じたものです。

日本の情報を知りたくなったとき、市立図書館か日本航空の支店にいけば朝日、読売、毎日などの新聞を閲覧できます。チャイナ・タウンの粘りつくような繁栄に腰を抜かし、他方、日本人町の淋しさ、さびれ方が悲しかった。

サンフランシスコに滞在したのは七か月間だけですが、この期間でもっともつらかったのは、ことばやお金のことではなく、週末二日間の孤独でした。金曜日の夕方、「いい週末を送ってくれ」と互いに挨拶して別れますが、個人主義の社会ですから月曜日の朝まで無人の荒野が広がるのです。

お金があれば遊びあるけるのですが、私には世界を漫遊するという大望があり、旅費を積みたてねばならず、土日は静かに過ごさねばならず、孤独が死ぬほどつらいものでした。

ひとりぼっちだというふうに気分が滅入っているとき、日常生活の裂け目から、突然、「自分も殺される」「自分も自殺する」という暗くて淋しい想念が湧くのです。もっとも、こうした想念は日本にいたころより頻度がはるかに少なかったのですが……。

徹底的な個人主義に立脚したアメリカ社会ですから、アメリカ人というのは、週末に徹底的にエゴを追いもとめて他者との間に氷壁を築きます。

私は週末の二日間に耐えるために、終日、少量のウィスキーを嘗めることにしました。酔うでもなく、醒めているでもないような、その境界をゆく飲み方を始めたのです。ほろ酔い気分になっていますと孤独も感じませんし、自分を肯定できる気分でいられるのです。他者に見られたり、追われたりの感じもしません。

一年間にわたる外国体験、とりわけサンフランシスコの日系人たちに遭遇したことから、「日本人は何者か」という問題意識をもつようになっていきます。

日本人のアメリカ移民にはいくらかの類型があります。ひとつは仕事や商売に失敗し、捲土重来《けんどちょうらい》を期してわたってきた人びとです。ふたつめは、先祖伝来の農地を二束三文で売ってやってきた農民たちで、こういう人たちは大概が貧農です。みっつめは、昇給・昇進の道が閉ざされた日本企業に愛想が尽きて、新天地をもとめた人たちです。

私は日系人をみつめながら中国人にも注目しました。

アメリカでは、日本人にたいする声望以上に中国にたいする評価が二倍も三倍も高い。反面、高評価の裏返しでしょうが、嫌悪、警戒も強烈なのです。中国人は他の中国人とくんで事業を展開することが多いのですが、白人が中国人に嫌悪の念をもっているという事実を知りながら白人と手を携えあうことが多い。そこに私は合従連衡で危機を潜りぬけてきた中国人のたくましさと胆力を感じるのですが、他方、日系人が白人や中国人と組んで事業を展開しているケースなどみたことがありません。

サンフランシスコ周辺では建築家、医師、大学教授などになり輝いている日系人も少数いますが、それらは個人的才能に立脚した孤立的な成功例であり、人種間民族間のあつれきを潜りぬけていない、ひよわな花に過ぎないのです。

サンフランシスコ周辺における日系人の大半が、中流よりやや下に位置し、下積みの暮らしを送っている人びとも少なくないのです。

ロバート・ライキング先生の遠大な理想

アダルト・スクールの先生がたが熱心に教えてくださるのですが、英会話が上達しないので無料の語学サービスをうけるようになりました。学生がマンツーマンで週一回面倒をみてくれるのです。それがカリフォルニア州成人英語普及協会で、会長がロバート・ライキング博士であり、この先生は近郊のオークランド大学の英語学の教授です。

ライキング先生をバークレー市の私宅に訪ねたこともあり、人物像に圧倒されます。先生は「君をシンとよぶから、私をロブとよんでくれ」と言いました。同協会はサンフランシスコ、リッチモンド、サンノゼ、ロスアンゼルスに拠点を置いて移民が英語を話せるようになるように援助しています。ある日、先生がコーヒーを飲みながら、

「国外でも活動しておってね、スーダンがあるね、識字率の低い国じゃが、私はスーダンにも英語教員二人を派遣しとる」

と簡単そうに言い放ちます。二名はそろって中年の女性で、年がら年中、現地で黒人たちに英語を教えているらしい。

「この事業はもう二五年間つづけておってね。年に二、三回は私もスーダンに足を運んでいるよ」といってから、シマウマの毛皮でこしらえた札入れを私にくれました。現地の英語を習っている女性がつくったものということだった。私が出会ったアメリカ人のなかでロバート先生ほど明確な夢と実行力をもった人士はいません。富豪であるのでしょうが、読めない、話せない、書けないアフリカの人びとに英語を教えていくというのは気の遠くなる事業で、ライキング先生のことはいい意味で常軌を逸した優秀な人物のように感じたものです。

サンフランシスコ滞在中に先生にはお世話になった。私宅で一緒にフットボールの試合をテレビ観戦したり、サンフランシスコの高級店でご馳走をよばれたりしました。

大陸国家であるということと、西部開拓時代の時代に自分たちを勇気づける腰がぬけるほどの遠大な理想が必要であったということが、いまだに現代のアメリカ思想を特徴づける要素になっているように思います。

つまり、アメリカ人の考えることには誇大妄想に近いハッタリ、大ぼらが混在しているように感じるのです。

カリフォルニア大学バークレー校の広大さ、ロバート・ライキング博士の文盲追放事業の遠大さ、ベトナム戦争への参戦理由を共産主義の浸透をふせぐためとした不遜……には大陸国家であることと、理想追求衝動が一体になって現われていると思わざるを得ないのです。

サンフランシスコは全米でも一、二を争うほどきれいな都市で、特に金門橋のみえるあたりの美しさは筆舌に尽くしがたい。朝も昼も夜もひんぱんに霧が流れてきます。霧が降ればどんどん橋げたが閉ざされ、アッという間に完全に隠れてしまいます。

金門橋はサンフランシスコ湾をはさんで市内とマリン郡をむすんでいますが、数分で霧が晴れだし、金門橋の搭屋の赤い部分だけが白い濃霧に浮かび、下方に目をやれば海上に遊ぶ一隻のヨットの帆が揺れているのです。景観もよく保存されていて、観光客たちは霧の降りかかる金門橋にため息をついています。

私はよく金門橋がみえる最高級住宅地沿いの道路をあるきました。

向こうから犬をつれた人がやってきます。禿ネズミのような印象のある小柄で背中の曲がったアジア系老人で、私の目のまえでシッポを立てた犬とともに立ちどまります。老人はうずくまると、片膝を路上につけて犬の糞を小型シャベルですくって袋に入れました。それから上目づかいに私をみたが、その目にはアメリカナイズされた人特有のハンバーグのような物質的な光りが宿っていました。

金門橋と波打際がみえる通りは散歩に適していて、犬をつれてあるく人が多い。犬がうんこをすると、散歩者が始末するのですが、私にはその意味がわかりませんでした。そのころの日本では、犬をつれてあるいている人がうんこを始末することなどないからでした。

ヒックス家でのハウスボーイ、不定期的な道路工事、庭師見習いと汗みどろになって働いていましたが、アメリカ社会に慣れ、欧米人に親しむようになると、やはり、他者の目、思惑を気にする自分がいます。同様に急にヒマになったときなどに「殺される」「自殺する」というふうに灰色をした冬の日の荒野のような暗い想念がこころに浮かぶのでした。アメリカ社会と欧米人に慣れると、日本にいたときと同じくらいの、「殺される」「自殺する」という気持出現の頻度になるのです。

誰かにみられているという意識もあります。じっと自らをみつめたら、追われているような気持ちもしますし、庭師の仕事で依頼者と話すときもひどく緊張します。最初、週末の孤独をいやすために嘗めていたウィスキーに平日にも口をつける日もでてきています。

滞米が七か月を経過したころ、ニューヨークからロンドンを経由して北アフリカ、ヨーロッパ、中東、インド、東南アジアをめぐる航空券を購入することができました。グレイハウンドバスの周遊券が九九ドルで売りだされていて、それを使ってアメリカ・カナダの各地を観光しましたが、テネシー・ウィリアムズ作品の舞台であるセントルイスやニューオーリンズには懐かしさを覚えました。

ニューヨークの最後の夜は寂寞とした気分になりました。ロンドン市内は三日間にわたってドイツ人の若い男とともに精力的に観光し、最後の夜、その学生とパブでビールを飲んだのですが、彼の飲みっぷりはビール王国の末裔らしくてさすがでした。

ロンドンから北アフリカのラバトに直行しました。

カサブランカから北上してスペイン各地は乗合バスで観光していたのですが、スペインは半砂漠でありますから辟易《へきえき》していました。イベリア高原の峠からバルセロナの市街と水たまりのように光る地中海を望見したときは心底うれしかった。「やっぱり文明はええな」と思ったのです。

それからフランスやオランダ、ドイツを逍遥したあと、ノルウェー、スウェーデン、フィンランドを見物します。ノルウェーの山岳や田園の美しさにうっとりし、スウェーデンにおける社会民主主義政権にも惹かれます。スウェーデンの裕福な生活を生みだした要因はひとつではなく、恵まれた地勢・資源、国土にマッチした人口数、平等を愛好する国民性も重要な要因でしょうが、高度福祉国家を現出させた最大のそれは、スウェーデン社民党が長期にわたって政権を担当していることにあります。

スウェーデン社民党は、社会主義の原則を弱めた政策で、多くの社会的正義を実現しています。同国の社民党は、資本主義の市場原理と社会主義の平等原理を調和させることに腐心しています。

イタリアには古代ローマ文明の遺産があって現代人もそれで食っている面が大きいのですが、現代イタリア人には名家の二世のような迫力のなさを感じました。

博物館の守衛などが、申し合わせたように隙《すき》をついていそいで私にポルノ写真をみせ、それから私の股間をズボン越しにさわるのです。大声を発して抗議しましたが、街をあるいていても男が声をかけてきます。

図図しいやつになると、「コーヒーを一緒に飲もう」と提案する男もいますが執拗です。身体のサイズから日本人が好まれるようですが、私は男には関心が向かわないのです。女のほうがずうっといいのです。イタリア人がこうだったから私がイタリアに幻滅した部分は少なくない。ドイツで感じたことは宗教改革の国らしく論理的にして求道的な傾向が認められたが、イタリアはルネッサンスの発祥にかかわった国だから享楽的だということです。

インド亜大陸の旅でもよく酒を飲む

ヨーロッパが平穏であったのとは対象的に中東はきな臭い。アテネからベイルートの空港に降りると銃を手にした迷彩服の兵士があちこちに立っていました。サウジアラビヤやイラク、イランでは兵士の数がもっと多かった。

私が一年間の漫遊旅行でもっとも大きな衝撃をうけたのはインドです。インドは入国から普通ではありません。イスラマバードからニューデリー空港に着いたのが現地時刻の午前二時です。外は真っ暗です。トランクを運んでくる蛇腹のようなベルトがしょっちゅう停まり、一〇分、二〇分待ってから空港職員に詰めよるとガタガタ動き、また停まるのです。

トランクを手にするのに一時間半を要しました。

税関も超ノロノロで、税関職員はガラクタ市のようにこころえていて、能率的に公務をはたすというようなこころ掛けは微塵もありません。私はトランクを開錠して、平穏無事に通過できることを祈りながら待ちます。陰鬱な彫の深い顔立ちの、白服にターバンの職員が、トランク内部を両手でかきまぜ、カメラ、折り畳み傘、ブランデーとウィスキーの瓶、ノート類、衣類をもちあげ、ひとつひとつに、

「ナニスルノカ?」

と質問するのです。返事を聴くたびに私のパスポートをひらいて確認します。職員はトランクのポケットに入っていた石鹸をみつけ、台にのせ、目を近づけ、

「ナニスルノカ?」

「体洗うのに使う」

なぜか私はインドで見たものや体験したことは忘れずに今日まで生きてきました。それで貧

しいインド税関職員には石鹸がめずらしいのだろうと思ってきたわけです。今、五〇年ぶりにインド体験を文章化していて、石鹸については間違っていたことに気がつきました。

税関職員にはトランクにちっぽけな欠けた石鹸が入っていたことが、珍しくて驚いていたのでしょう。その石鹸はテヘランのホテルのバスルームで手に入れ、使用済みのものであり、すり減っています。外国旅行をしている者は裕福であり、したがって、欠けてすり減った、使用済みの石鹸を大事そうに国外に持ちだす旅行者はいないのでしょう。それほど私の漫遊旅行が貧しかったということです。

税関職員が台に、破れた折り畳み傘、世界旅行に出発するまえに祖父が買ってくれた中古カメラ、穴の開いた靴下、古ぼけたパンツにならべたので、欧米の旅行客の目がそそがれ、私は恥ずかしい思いをします。そういう貧しいトランクの中身のなかで堂々とした存在感をアピールしていたのが二本の洋酒のボトルだった。禁酒はヒンズー教の戒律なのですが、外国人には適用されず、ボトルは没収されずにすみました。

両替にも半時間以上がかかりました。

空港から一歩でると乞食の大群が私めがけて殺到してきます。おそらく三〇〇人以上はいるでしょう。汚らしい一枚の布をかぶっていて、手のひらを突きだします。干からびた、汚らしい三〇〇ほどの手が私に向っているのです。

「ダンナサマ、オメグミヲ」

「マネーないが、ちょっとだけならあげる」と言いながら、汚い手のひらに乗せあるいた。貧しい私よりはるかに貧しい群衆がいることに衝撃を受けていました。

空港からリムジンに乗って市内中心部にむかって、ガタゴト、ガタゴトと未舗装の街道を行きます。空港は真っ暗闇だったのですが、途中、朝焼けがはじまった。普通は東方から陽が昇るのですが、ニューデリーは東西南北、三六〇度の広角で地平線が燃えあがるのでした。

街道には等距離的に菩提樹らしい樹木が植えてありますが、夏季にはこの緑陰がなければ往生するのだと思いました。

ホテルに荷物を置いてからウィスキーを少量飲みました。カルチャー・ショック防止剤です。ほろ酔い気分になったところで、オールドデリーにあるいて行きます。通りにでると、もの凄い喧噪《けんそう》で、車やバイクがエンジン音を鳴らして疾走するなか、突然、牛の群れが視界に飛びこむ。牛は悠々としてあるき、豚やヤギもいることに気がつきました。バスの窓から乗客が棄てたバナナの皮が路面に落ち、それを聖なる動物たちが食べました。食べ物は自然のリサイクルのなかに入っているようです。

オールドデリーには特別な地域のような感じの一画があって、その通りは人口密度が稠密《ちゅうみつ》で、あるいて行くとフライパンの煎り豆のように人びとがひっきりなしにぶつかってき、対象的に両側の工場では死んだように表情のない人びとが作業していた。

オールドデリーを見物していて、路上で日本人の男性と出会い、自己紹介しあった。京都大学の学生で、インドに関係する分野を専攻しているという。明朗闊達な学生で、三、四分後、唐突に私にむかって「遊郭があんねんけど、よかったら案内すんでぇ。びっくりするほど安いわ」と話しかけました。私はインドに足を踏み入れてからカースト制のことで頭がいっぱいになっていて、インドに遊郭があると想像することができていなかった。でもまあ、インドへきて登楼する日本男児というのは豪傑なのだろうと思いました。それにしても、よっぽど私が性的に飢えた顔をしていたようです。

話している緒方さんという学生の肩にも聴いている私の袖口にも、スズメが空から舞い降りてきます。大通りでバスや車が立ち往生していると思ったら、車列に数頭の牛が割りこみ、馬、豚、犬もつづいていた。動物愛護の国らしく人間をちっとも怖がらないのです。

ホテルに緒方さんを連れて帰り、ふたりでウィスキーを飲み、カルカッタまで一緒に鉄道で南下し、アグラ、ベナレスなどを見物することで話がまとまります。

緒方さんが帰るとき、ホテルの出口まで送ったのですが、ふたりとも立っていられないほど酩酊していました。

カルカッタの路上生活者

ニューデリー駅から半時間ほど行ったところで下車したが下層階級の集落で、緒方さんの先輩たちが昨年フィールドワークに来た土地です。区長に案内されて入った家ではベッドがひとつもなく、ニワトリがうじゃうじゃしていた。区長によれば、牛糞とワラをまぜて壁に張りつけて天日で干しているのです。集落の人口が二五〇人ほどだが、読み書きができるのはほんの数人だけだそうです。

カルカッタは人口が一一〇〇万人で喧噪をきわめています。朝早くから街が動きだし、いろんな乗り物がうごめいて、いたるところに群衆の波があります。そのなかをヒンズー教でいう聖なる牛があるきます。

緒方さんとカルカッタのハウラ駅に行ったのですが、その巨大な構内に腰を抜かしました。プラットホームが二〇番までありそうな世界的に有名な駅です。プラットホームに小屋を建てて身障者やハンセン病者が住みついていることでも知られています。小屋には死をまつ人びとが胡坐《あぐら》をかいていたのですが、死を恐れているようには感じなかったものです。

その日、私の泊まっているホテルが断水騒ぎになり、水洗便所で用を足した泊り客がホテルの用意したポリバケツをさげて小川まで水を汲みに行ってました。

カルカッタのホテルでも緒方さんとはウィスキーを嘗めながらインドについて話しあいました。衝撃的な事件が発生したのです。数日前、ニューデリー駅から半時間ほどの下層階級の村に緒方さんと一緒に訪問していたのですが、そこが昨日襲撃され焼打ちにあったと新聞に大きく報道されています。インドではアンタッチャブルの集落を襲撃する事件がよく起きますし、集落に放火する事件も起きています。バラモン階級の重要人物が殺された上、遺体が焼かれたりすることもあります。

「どないやろ？　インド人はやさしいのか、残虐なのか。中本さん、どない思う？」

「スズメが肩に止まるし、動物も愛護されとる。その一方で、よく不可触賤民の村が焼き打ちになってるし、村中強姦されることもあるし……。焼き打ちの件数は少なないでぇ」

「やっぱり、残虐？」

「インド人というのは、世界でも例がないほど倫理性の高い国民やし、やさしさでも際立っていると思う。カースト制のため怒りが内攻している人びとが凶行を働くのとちゃう」

　私はそう言った。緒方さんが、

「カースト制によって怒りが増幅している人びとか。国の内部にストレスがあんもな」

とため息をつきました。

　夜がふけてから私はホテルをでて暗い街をあるきます。路上生活者たちが道に毛布一枚、ゴザ一枚を敷いて、マグロみたいに横たわっていました。緒方さんによれば、カルカッタの一一〇〇万人の人口のなかで路上生活者は約二〇〇万人だということです。

　緒方さんはインド事情に精通していて、一〇年ごとの国勢調査のデータが『インド年鑑』に記載されているという。『インド年鑑』が、インドの全人口のなかで不可触民は一八％と書き、高い山に住んでいたがアーリア人が侵入してから平地に移った先住山岳民族は、全人口の二％

としているという。ドラヴィダ系は二〇％だそうだ。

インドを出国してバンコクに二日滞在し、そのあとベトナム戦争下のカンボジアに行きました。空港では千人規模の兵士の隊列を目撃しましたが、隊列がヨレヨレで兵士間の私語も多く、士気が低いようにみえました。指揮を執っている白人の軍人が、号令を発しているのですが、兵たちは私語に夢中です。「兵士がこんなんやったら戦争に敗けるでぇ」と私は思ったものです。

夜、プノンペンの安ホテルの窓からみていると、外が花火大会のように明るくなるのです。空襲で爆弾が撒かれたためらしい。カンボジアからベトナムにむかう日、飛行機の窓から南ベトナムの山岳を見下ろしたのですが、いたる所に爆弾の破裂によってできたクレーターがあり、樹木の緑がなかったものです。

変わった人が集まった我が家

香港、台北も見物して大阪空港に帰着したのですが、税関職員がわりあい厳格に私の荷物を調べました。私はヒッピーさながらに長髪であり長旅でもろくに栄養を摂らず、酒ばかり飲み、不規則生活をつづけてきたために死人のような土色の顔をしていたのですが、無事、通関することができました。すぐ入国者むけレストランに入り、ビールで祝杯をあげます。

こうして三月の中旬に生駒山脈の山間にある我が家に一年ぶりに帰りました。山裾に桃、彼岸桜、ボケが咲いているのをみて、しみじみ生きて帰れたと思いました。

　我が家に来客があるようで、離れからにぎやかな声が聞こえてきます。奥からでてきた母が顔を八の字に眉根をよせていきなり、

「お祖父さん、また山買うてんわ。和歌山の御坊の檜山やねん。銀行と農協から借りられるだけ金借りて。この家も担保に入ってんねん。売れへんかったらと思たら、昨夕も寝られへんかってん。お父さん死なってから私は苦労ばかりしてる」

　普通の母親であれば、息子の無事の帰国をよろこび、健康面を気づかうでしょうが、私の母は直接的に自分の苦痛を訴えるのです。一週間ほどまえに祖父がブローカーたちに山を見せに行き、今日はそのブローカーを歓待しているらしい。母は姉が司法試験をまた落ちたとつけ加えました。私には結婚して子どもの母親になってからも育児に追われつつ、九回も落ちているのに短答式の勉強をやめない九歳上の姉の本心がわからないのです。

　離れにでむき祖父に帰国のあいさつと一年間も心配をかけたことを詫びます。ブローカーといっても私には顔なじみの人びとであり、すぐに、

「お孫さん、帰国おめでとうさん。一杯飲んで、面白い話、聞かせてや」

　赤い顔のブローカーがコップにビールを注いで勧めます。私もビールを飲みほし、祖父がキセルでタバコを喫いているのをみます。祖父には喫煙の習慣がないのですが、対座している相方が愛煙家であれば、小物入れから喫煙具を取りだして、キセルにきざみタバコをつめ、一緒

に喫います。しかし、胸腔に煙を喫い入れるというよりは、キセル口を吹くという感じです。そのとき、祖父が吹くキセルの先から火があがったのです。私はとっさに、

「危ない！」

と叫びました。昨年の出国まえの村の集会でもキセルの先が燃えあがっていたのです。ブローカーたちは幕の内弁当を肴にして日本酒やビールを飲んでいますが、祖父はまるきりの下戸であるために酒席にでるときには銚子にぬるま湯を詰めておき、

「ああ、儂はこれでいただくよ」

と独酌するのです。私は勧められるままにビールも酒も飲んでいきます。ブローカーたちは御坊の山は杉の植林がゆきとどいていて、将来、美林と化すだろうとお世辞を言います。祖父もいっぱしの酒飲みのように首筋の血管を膨張させて、

「わ、わ、わ、儂もあの二八町歩の山に、ひ、ひ、檜が育っていけばた、た、た、た、たいへんな値打ちになると思とります」

と、こころなしか呂律のまわらぬ口調でしゃべるのです。ブローカーたちはジャンバーのような気楽な服装ですが、祖父は近所のもめ事の仲裁にいくときでも背広にネクタイという格好になるのですから、今日も威儀を正しています。山村の男といえばバリカンで丸刈りにするのが普通ですが、祖父は理髪店に行って七三に分けて帰ってきます。突然、祖父は内ポケットから名刺をとりだすと、酔っ払ったブローカーたちに配った。

「儂はね、生駒郡身体障害者協会の専務理事になったんです」と切りだし、なにやかやとしゃべりましたが、祖父の言ったことを要約すれば、身障者はめぐまれおり、県庁や役場が気をつかってくれ、障害者ほどいいものはなく、羨ましかったら身障者になればいいのですわ、ということで、要するに祖父は内翻足でさえ自慢の種にしているのです。

日本に帰って三日目に右足の脹脛《ふくらはぎ》がかなり広範囲に紫色に変色してきました。痛みはないのですが無気味な色をしています。姉が、

「悪い病気に感染してきたんちゃう?」

と怖がります。インドでもハンセン病者らしい人がうようよいたのですが、そうした人びとと接触した事実はありませんし、結局、インドの遊郭も登楼せずじまいでしたし、アルコール一筋であったために世界の遊郭とも無縁でした。

半月ほどたったころ、私は日本についてネガティブな結論をくだしました。

日本人はゴチャゴチャといそがしく入り乱れて動きまわり、次から次へと外国の文物が流入していますが、それを濾過《ろか》させることが少なく、一般的に日本人は個が確立しておらず、自我もよわい、というのがその内容でした。

三月下旬になって京都市内の元のアパートに入居し、伏見のK酒造株式会社で営業のアルバイトを復活させることになりました。下級生のころ、私の営業は近畿地方、具体的には京阪神に限られていたのですが、社長が営業範囲を広げてほしいと要請するのです。つまり京都市を

起点にして東西南北ともに延伸してくれと言うのです。東は名古屋市、西は岡山市、南は和歌山市、北は金沢市までを開拓すべきだと説得されました。

このような都市を訪問するとなると、日帰りでは営業できず、しかし、私も平日に二日つづけて授業のない日を設定することもできず、そこで窮余の策として、日曜日午後に営業都市に着き、月曜に営業し、同日の夜間に京都に帰ってくるプランを思いつきました。新学年早々にそうした授業履修案を学部事務室に届けました。

営業前日に大量に飲む私

新学年の授業が始まり、大学の四年生ということで多少緊張します。

実際に日曜午後に和歌山市のビジネスホテルにチェックインすると、そのまま繁華街にでてゆき、美術館などをめぐり、大型書店にも足をのばして高価な本を数冊買いこみ、喫茶店でコーヒーを飲み、大衆食堂で飯を食い、酒も飲み、夜遅くホテルのバーでも飲む、というコースをたどってしまうのです。その結果として湯水のように金が消えていくのでした。

五月のゴールデン・ウィークに金沢に営業に行きましたが、初めてでありながら懐かしさを覚えます。私は室生犀星の作品群にこころ惹かれるのですが、特に『あにいもうと』、『性に目覚める頃』、『杏っ子』、『わが愛する詩人の伝記』が好きなのです。

犀星は金沢市に生まれています。加賀藩の足軽頭であった小畠弥左衛門とその女中であるハルという女性の間に私生児として生まれています。つまり老父弥左衛門が愛欲にかられて若い女中に手をつけていたのです。

生後まもなく近くの寺の住職のメカケである赤井ハツに引きとられ、そのメカケの私生児として戸籍に入れられた。赤井ハツは犀川のほとりに住んでいて、不義密通の子どもばかりをもらいうけ、その養育費で食っているような女で、馬方ハツの綽名《あだな》があり、もらい子たちを顎で使い、キセルで折檻し、女だてらに昼間から諸肌を脱いで大酒を飲んでいました。

幼年時代に犀星は、近所の子どもたちから「おまえは、オカンボの子だ」とからかわれていましたが、オカンボとはメカケを意味する金沢の方言です。

犀星がかよっていた高等小学校を中退させられたのも、赤井ハツの方針であり、犀星はそのまま裁判所に雇ってもらって給仕になりました。

私生児、醜悪な顔貌、高等小学校中退……におおきなコンプレックスをもつ犀星はかえってそうしたことを奮起のためのバネにしました。

金沢には電車できたのですが、駅を降りたってすぐ感じるものがありました。

ホテルの部屋に入るなり、こころが高ぶるときの癖で少々飲みました。ホテルをでるやいなや、犀川の西にある犀星がうまれた地点に行きます。碑文をじっとみつめながらポケットをまさぐり、小瓶を手にした私は感激を維持するためにまた少し飲みました。川の流れ、家々の瓦屋根、澄んだ空……なにもかも気にいり、市内をバスに乗ったり、タクシーを飛ばしたり、あるいたりして、縦横無尽に夕方遅くまでほっつきました。

暗くなったし、疲れたので駅近くのレストランに入ります。晩飯を食べながら飲み、いったんホテルに帰ってからひとつの思いが湧いたのです。金沢の地の人が行くような酒場で地の人びとと会話しながら飲むことで、金沢に溶けこみたいという思いです。そして、実際、香林坊で地の人と夜がふけるまで大酔したのです。

またホテルに戻り、エレベーターに乗り、そのエレベーターのなかで一人の青年が、昼間、犀川の近くの詩碑で私を見かけたと話しかけてきました。

エレベーターを降りたところで立ち話をして、ホテルのバーで犀星ファン同士として飲みながら話そうということになりました。

その男性は大阪の会社員で出張中ということであり、犀星のほとんどの作品を読んでいるらしく、犀星の作品の行間には故郷の山や川にたいする思いやり、ちいさな生命や弱いものへの慈しみがにじんでいて、そこが素材やテーマ以上に魅力になっている、と話しました。

意気投合したふたりはカンバンまで飲み、美味い酒になり、気持ちよく別れることができました。

月曜日の朝、私は頭があがりません。来るときも大阪駅から金沢駅まで飲んでいたし、昼間、犀星の在りし日の面影を追っているときも飲んでいたし、夜になってからもずっと飲んでいたから、たぶん清酒に換算すれば一升五、六合が腹に入ったと思われるのです。

結局、昼になっても二日酔いが治らず、営業は全然せずにチェックアウトとともにすごすご京都に帰りました。

依存症の入口に立つ

火曜日から大学にかよいながら反省をしました。

後年のことですが、私は「完全なアルコール依存症です」と診断され、自助グループに入会し、その自助グループの輪のなかで様ざまなことを教わります。すなわち、アルコール依存症の進行過程には定理があって、その初期に①耐性の増進、②記憶喪失の始まり、③罪悪感（やましさ）が出現するというのです。

一八での初飲時には想像もできなかったほど、酒が飲めるようになっています。大阪駅を発ったのが午前一〇時でバーがカンバンになったのは翌朝の一時半で、この一五時間ほどに一升五、六合を飲んだのです。恐ろしく耐性があがりました。また、このごろ、大酔したり乱酔した日の翌朝、前夜の記憶がとぎれるのです。去年ぐらいまでならいくら飲んでも、すべてリアルに思いだせていたのですが……。さらに、最近、大酒を食らった日のあと、申し訳のないことをしたという気もするようになっている。

日曜から月曜にまたがる営業活動について、日曜の午後に遠隔地に入り、月曜に営業をするというプランには誘惑が多く、出費も重なるので、私には不向きだと結論をくだします。これからは日曜の午後、ビジネスホテルに閉じこもって金を使わないようにしようと考えるようになりました。一室でテレビを見ていればいいのだと思ったのです。

五月の中旬のことですが、平日は大学にはまじめにかよい、日曜日の午後に名古屋のビジネスホテルに入りました。急に環境が変わったときに気分も変化して、例の淋しい荒野に切り替わるのでした。「今日のようなことは以前にもあった」という想いがふと忍びこんでくるのです。このホテルには以前にも投宿していると思うのです。だんだん沈んでいき、殺されるかもしれない、自殺するかもしれないという想念が襲ってくるのでした。

ホテルの部屋に閉じこもったことで、人に見られているという思いが減少しているのですが、廊下ですれ違ったボーイが私の秘密を嗅ぎとっているという不安も襲ってくるのです。

部屋でカジュアルな服装になり、テレビをつけてボトルの栓を抜いて、少しずつ嘗めるように飲みだしました。つくづくアルコールは速効性の薬物だと思います。前方にも後方にも花々が咲きほこった道をあるいているという気になってきました。身体が温まってきます。顔もほんのり火照ってきます。「今のままでいい」、「いい人だ」、「能力もある」……などと自らを高評価するのです。

夕方になっても夜が更けても飲むことをつづけました。カバンの底から酒屋さんに味わってもらう試供品まで取りだし、つぎつぎ飲みほしたのです。結局、午前一時半ごろに就寝するまで飲み、翌朝起き上がることができませんでした。頭にガラスの破片でも詰めこまれているような感じがします。

金沢でそうであったように営業活動を全然することもなく、すごすごと京都に帰っていくのですが、電車に乗っていても窓からみえる景色にこころがまったく反応しないのでした。「早く京都のアパートに帰ってシャワーを浴び、ぐっすり眠りたい。二度と酒など飲むものか」と思うのでした。

次の週に岡山市に向いましたが、日曜の午後にホテルにチェックインしてから、市内観光をしたい気持ちがあったのですが、あえて殺風景な部屋にこもります。服を着かえ、スリッパに履き替えるやいなや、ウィスキーボトルを傾けます。岡山でも未明まで飲みつづけ、立っていられないほどに大酔しました。またも月曜日の朝、頭が割れるような感じで、昼になっても二日酔いが治らず、「二度と酒など飲むものか」とうめきながら、営業活動を放擲《ほうてき》してすごすごと京都に帰りました。

大学にかよいながら反省もしました。京阪神の営業から東西南北に販路を延伸しようとするプランもうまくいかず、ただ酒びたりだけをもたらしたのです。

私はＫ酒造のアルバイトをやめて生駒山脈の山間にある自宅にもどり、そこから大学へ電車で通学することにしました。

自宅通学組になって最初にしたことは、ちいさな学習塾の立ちあげです。中学生を募集したところ、学期途中ということから遅すぎるかもしれないと考えていたのですが、六人が来てくれました。母親たちが初回に参観に来てくれたとき、中学生には中間考査と期末考査があるのですが、教科書・ノートを入念に点検して、「イノシシ大作戦」と銘打って、国・社・数・理・英の五科目で予想問題をつくってお子さんに配る、出題内容は当ててみせると大見得を切りました。生駒山系に出没するイノシシは、早春に土中にあるタケノコを嗅覚するどく当てて掘りだすのですが、塾講師の私もそういう嗅覚にあやかろうとしているのです。これは口から思わず滑ってでたことばですが、祖父にはハッタリ屋の一面がみとめられ、そういう遺伝子が私にも伝わっているようだと思った参観日でした。

梅雨時分に豪雨がおそい、我が村の水路がくずれました。

生駒山系の頂上ちかくに巨大なため池があります。甲子園球場がすっぽり収まるほどの巨大さで有名です。池の水を村に引いてくるために尾根を縫うように水路がめぐらされているのですが、豪雨が水路を崩落させ、水田に水が来なくなりました。いわば村の存亡の危機ととらえた村の惣代が非常呼集して人足をあつめます。つまり、ため池の水利組合に所属する農家はかならず水路復旧の工事に参加せよ、という通達がだされた。

五〇人ほどが集まって、一輪車で土を運搬するグループ、藪へ青竹を伐りにいき竹編みをつくるグループ、山に松材を伐りにいき棒杭をこしらえるグループに分け、小雨が降ったりあがったりするので、我々もカッパを着たり脱いだりして、掛け矢が杭の頭を打つ音のなか、汗を流しました。午後三時すぎだったでしょうか、水路の三箇所の修復がなり、雲の切れ間から強い陽射しをあびて酒盛りをします。川底、土手、小道、尾根といったふうに思い思いの場所に腰をおろして、数本の一升瓶をまわします。最初静かであったのですが、湯呑み茶碗で飲みだすと、急ににぎやかになりました。

右のように私には五〇年以上も昔のこの日の酒盛りが克明に想いだされるのです。

冷酒を飲みながら、村のこと、稲作のこと、花卉栽培のことなどが話題になりましたが、私も輪のなかに入ってよくしゃべっていました。

そのうち、古老が酒にまつわる失敗談をするようになったのですが、これを潮にあっちからもこっちからも酒の話が聞こえるようになりました。

すると私は耳をふさぐように酒の話を避けたのです。この場から逃げたいと思いました。

五時半ごろに家に帰りましたが、その日の新聞を読んだりしていたら、酒精が抜けていくからでしょうか、妙に淋しい気がしてきました。そのため台所に入って隠れ飲みをしたのです。

私は後年アルコール依存症になり、自助グループのなかで色いろ教わってきたのですが、前述しましたようにアルコール依存症の進行過程には定理があり、その前期に④酒の話を避ける、⑤隠れ飲みという現象があらわれるということです。当時、露いささかも酒害者への道をあるいているとは思わなかったのですが、酒の話を避けたことも、隠れ飲みをしたことも私にとって最初のことでした。

飲むことと酔うことに超寛容な山村

七月に入ってから塾では中学生たちからノートを借りうけ、教科書も分析して期末考査の出題内容を考えだします。市販の問題集も参照して、イノシシ大作戦の一環として予想問題をつくり、子どもたちに配布しました。中旬に中学校で実施された考査において、五教科とも予想的中率が九〇%を超えていました。月末に月謝とともに六人のお母さんがたからお中元もいただきましたが、それは嗅覚の鋭さにたいする賛仰としてのビール瓶箱で、私が小躍りしたのはむろんです。そして一晩ですべて腹に入れました。

八月一五日の午後、恒例の自警団の消防演習があって、私も黒の法被《はっぴ》に白ヘルメットという格好で参加します。防火用水タンクや池にホースを投げいれて、夏枯れの山野に放水し、演習後に冷えたビールで喉をうるおします。

仲秋の名月の日、私の村に奇習があります。

この日、お祖父ちゃんかお祖母ちゃんが孫のためにエンマラを作ってあげます。サトイモの葉柄は赤紫の色をしていてズイキとよばれています。このズイキを切りとって稲わらでつつみ、それから細縄で巻いて締めると、エンマラのできあがりです。

名月の夜、縁側の花瓶に小花をたて、お菓子を供えるのですが、小学校の男女児童がエンマラを手にして、一軒一軒を襲い、

「エンマラ叩き、ひとつ祝いましょう」

と声をかけて軒下をエンマラで、ぽんぽんと叩いてお菓子を鷲づかみにして逃げるのです。

私は名月の夜、子どもたちの声を聴きながらウィスキーを飲んでいました。

県庁の研究チームやテレビ局が調査に来たのですが、エンマラの起源や目的などは解明することができませんでした。ただ、宮本常一さんの著書に大阪府の和泉に仲秋の名月の晩に子どもがお菓子を盗って逃げるという風習があると書かれてあります。

村にはカンジョウという知名がありますし、紀伊半島にも広くこの地名が分布しているらしいが、昔は祭祀をする地だったといいます。年末に稲わらを持ちよって、牡と牝のおおきなしめ縄をつくります。カンジョウに巨大な松の老木があって、そこに牡のしめ縄をくりつけ、村の出口の樹木に牝のしめ縄をくくります。つまり、聖地における勧請の縄かけなのです。しめ縄は飲みながら綯《な》っていきます。

日待ちは、江戸時代の後半期から全国の農村で始まったといわれる農耕儀礼ですが、私の村に今なお遺っています。

一月の成人式の前日、頭屋に午後七時まえに参集します。床の間におおきな鏡餅が供えてありますし、詮を抜いた一升瓶も供えられています。火の点いた線香から糸のような煙が昇って

います。床の間には額縁もつるされていますが、白馬にまたがった天照大神が極彩色に描かれています。

午後七時になると頭屋が、めいめいに砂糖湯の入った湯のみ茶碗をあてがい、それを飲み終わってから、床の間ににじり寄ります。一同、天照大神にむかって頭をさげて柏手を打ち、それから一同が野太い声で般若心経を誦します。

私だけかもしれませんが、日待ちを楽しみにしてきたのです。わいわいがやがやと騒ぎながら飲んでいくと、気もおおきくなり、

「矢でも鉄砲でも持ってこい」

というふうに怖い物がなくなります。他者にみられている意識が絶えず、また、他者の思惑を必要以上に気にする私には酒が無比のいい飲み物になっているのです。

心経が終わって膳のまえに座り、頭屋がお神酒をつぎ、男性たちが神妙な顔つきでうけ、壮大な酒宴になっていきます。ものの三分で日常語が飛びかう無礼講に化し、献杯だの返杯だのと盃が木の葉のように入り乱れます。

未明になって酒宴が終りました。日待ちが未明に終わったのですが、昔は日の出を待って夜をあかしたのでしょうし、それが日待ちの語源だと思われます。

翌朝、大とんどをします。頭屋が床の間で今朝まで点《つ》けていた線香の火で、火を起こし、大とんどに点火します。青竹や樹木が燃えあがると頭屋が、一升瓶をもってあるきますが、昨夜、

天照大神の額の下に供えられていた酒です。私は頭屋に勧められるまま、湯呑みのお神酒を三杯もお代わりしました。

大学を卒業した私は、四月から大倉高校という私立高校に勤務します。授業は日本史と世界史が担当で、無我夢中で勤務に精励します。

七月中旬に会議室で成績会議がもたれ、私には初体験ですから緊張します。机上におびただしい資料が配布されました。それもそのはずで、全生徒の全科目および出席の記録がカバーされているのでした。教務部の司会者が、一学年、二学年、三学年の順で、クラスや科目の状況に斬りこんでいきます。

在日韓国人の塗炭のくるしみ

同じ教師が授業をしていても学習成績がいいクラスとそれが劣るクラスもあって、新米の私には興味深い。出席の記録面でも幾日も皆勤をつづけるクラスが存在する一方で、規律が喪なったのか、遅刻や欠席、早退が続出しているクラスもあります。

成績会議が始まって数分たったとき、生徒の氏名の肩にｆと記されたものがいることに気がつきました。すぐforeignerのｆらしいと思いました。要するに、在日韓国鮮人なのだろうと思いました。日本人ふうの氏名であるためにｆがなければわからないのです。

初めての成績会議で、私は成績資料が明晰に語る事実に驚愕しました。

要するに同一の高校入試を受け、同じように合格して入学してきたというのに、在日韓国人生徒というのは、進級するにつれ学習成績が低空飛行し、未履修単位がらみの仮進級や原級留置が目につくのです。中退という名の墜落も少なくないのでした。もちろん日本人生徒にも仮進級していたり留年していたり中退している生徒もいることはいるのですが、在籍比率からは在日韓国人のものが圧倒的に多いのです。

出席の記録も学年があがるほど、ダーティになっています。遅刻や早退、欠席の多さで真っ黒になった出席簿を思い浮かべました。在日高校生が高二、高三になれば理解力や記憶力が急激に低下し、その結果として単位の未履修、留年、中退が出現しているわけではなそうですから、日本人生徒一般よりも悪化した成績の裏にあるものは何か、と考えました。しかし、新米の私にはわかるはずがありません。

次の日は学級担任たちが生徒、保護者と懇談する行事日でした。非担任の私は暇であるし、期末まで大過なく来られたという安堵もあって、私は教頭に韓国籍生徒の疑問をぶつけます。

「いやあ、先生。うちの学校に民族差別はありませんよ。本校では憲法が定めている法の下の平等の精神で、日本人も韓国人もまったく平等に扱っていますわ。先生がたもよくご理解くださって、同じように扱ってくださっています。大いに感謝しとります。先生は新しい人だから分かりづらいでしょうがね、本校はみんな仲良くやっていましてね。特定の民族に肩入れすることから偏向教育が始まるんですよ」

と教頭が破顔一笑しました。

海千山千の教頭と世界旅行帰りの世間知らずが言い争っているというので、職員室から数人の非担任が集まってきました。定年まえの老教師が、

「教育の場に韓国人の問題をだすのは間違っているわな。韓国人は公教育の問題ではないわな」

と言い放ち、私をにらみつけ、奥の席にもどっていきます。短パンから毛の生えた脚をだした体育教師も、

「学校の内でも外でも、韓国人生徒は苦労しておるね。そうしてこころが屈折していくのだから、学校の教師はむしろ子どもたちが韓国・朝鮮人であることを隠してあげるべきだ。上を見ず、足元を見つめて生きていき、金を貯めるべし、と言ってやるべきだ」

と自説を吐露しました。

私が担当している部活動がソフトボール部で、夏休み中はほとんど毎日のように練習があり、盆まえに合宿があり、練習試合もあり、私も一日も休まずに部員とともに汗を流しました。部活動がない日には職場の先輩を家に訪問したり、公立の図書館に韓国に関連する本を探しに行ったり、猪飼野を逍遥したりしたのですが、すべて成績会議の日に知った難問を解くためです。

授業では日本史や世界史を担当している私の校務分掌は生徒指導部で、いわば校内警察みたいな部署で、生徒たちの問題行動がすばやく伝わってきます。万引き、窃盗、暴行、傷害、ケンカなどの事犯は日本人生徒も起こしますが、在籍率からは在日生徒にかなり多いという印象があります。

ソフトボール部の活動で親密になった部員が在日生徒のP君で、

「高校を卒業してもいい会社に入れない。一流大学をでても零細企業にしか入れない。そこも差別や偏見がきつくて離職してムラへ帰って、ボロ屋か土方すんねん。それが兄や親のたどった道ですわ」

と捨て鉢に話しました。関西のある大手私大にどんなに優秀な在日生徒が受験しても不合格になっているという噂も耳にしました。P君は、公営住宅に入居できない、生活保護を受給できない、日本育英会から奨学金を借りられない、国民年金をもらえない、優秀なスポーツ選手であっても国民体育大会に出場できない、公務員には国籍条項がある、外国人登録証を携帯し指紋押捺しなければならないなどを例証し、在日韓国人の苦境を語りました。

私のこころは揺れます。ちいさなことでもいいから在日生徒の利益になることをやっていきたい気持ちと、在日韓国人の運動に引きずりこまれて恐ろしいことになるという不安が交錯しています。

在日生徒に民族の誇りを！

生徒指導部の飲み会があり、私は韓国籍の補導件数の多さや猪飼野の印象を話題にしました。先輩たちがよく反応してくれるので鶴橋国際商店街で見たチマ・チョゴリの生地から受けた印象もしゃべりますと、デカという綽名の部長が厚い唇を嘗めながら、
「そうか、鶴橋の国際通りで、チマ・チョゴリの生地を見たか。ええ勉強したな。日本の着物の生地とくらべてみて、どうや？　日本は先祖が百姓民族やから手荒なマネはしませんな。やつらはツングース系の騎馬民族の末裔なんじゃ。赤、青、黄のチマ・チョゴリの生地の派手さは騎馬民族のもんじゃ。攻撃的にして直情径行。在日生徒が殴ったり蹴ったりすることには人類学的な背景がある。やつらに同情して安易に手をさしのべたら咬まれるぜ。日本人の亭主と韓国人の嬶《かかあ》という組合せがあるけどよぉ、ケンカになったときの嬶の烈しさといったらないぜ」

大倉高校の二年目もソフトボール部の監督に就きました。同部では朝練もするようになり、私も早朝に家をでて運動場でノックします。

授業は日本史と世界史が担当で、前者では日韓・日朝の関係史を、後者では朝鮮半島のうごきを挿入するように工夫しました。私の欲目かもしれないが、在日生徒も日本人生徒も目を輝かせて聞き耳を立てています。

私が授業に行っているクラスは、韓国籍生徒たちが放課後に職員室になにやかやと相談に来るようになりました。あるとき、在日生徒が「顧問になってほしい」と言いにきました。韓国文化研究会という部活をつくって在日生徒も日本人生徒もいっしょに韓国を勉強していきたいというのです。私が引きうけたのは在日生徒のためにすこしでも力になり、また韓国・朝鮮にまつわる偏見をなくしたいからです。在日韓国人を日本人のように扱うのが融和主義であり、私は在日生徒を外国人として接していこうと決意しました。

日本人生徒も入部してくれ、韓文研は総勢七人で出発しました。

私は韓国語の勉強を思い立ちます。

いきなり現代のことになりますが、いまでは韓国語は楽々と学ぶことができますが、当時は韓国語を教える教室がありませんでした。しかし、私は幸運にも朝鮮大学校が編集したテープを教本入手することができ、発声や文字の綴り方から勉強していきました。文字通り、寸暇を惜しむようにハングル本は辞書を引きながら読み、くり返し教本を暗誦し、文法上の法則もノートに筆写します。

韓国籍の高校生にとってなにが大切かといって、母国の歴史を学ぶことと韓国語を読めて話せるようになること以上のものは見当たらないのです。私がテープで身につけたことは、部員にもやらせ、ア、ヤ、オ、ヨ、オ、ヨ、ウ、ユ、ウ、イと発声させます。活動の評判を聴いた生徒がつぎつぎと入部してくれるようになりました。

大倉高校の三年目にいきなり第三学年の学級担任になり、ソフトボール部の監督もつづけます。この学級は就職や進学でも健闘してくれ、韓文研もソフトボール部も成果をあげ、私は年度末に退職して、公立の女子校である清友高校に就職しました。

共学校では女子は男子に依存し、自立心にかける女になっていく、ということを学んだのが清友の体育祭と文化祭です。体育祭は学年の縦割りで応援合戦をくりひろげ、高校生活の記碑的なイベントになっています。大がかりな看板を製作するのですが、女手ひとつでやりきらねばならない。清友の女子生徒は、だれでも材木をノコギリで器用に切断し、ペンキをたくみにぬって作った大デコレ看板をヒマラヤ杉のこずえに括りつける荒業が平気でできるようになるのです。

清友の文化祭は演芸部門を偏重していますが、出来栄えが高校のクラス劇をはるかに凌駕《りょうが》しています。文化祭二日目の午後、参加劇のなかから優秀賞と最優秀賞を発表するのですが、最優秀賞の劇だけは夕方に卒業生、教職員、父母、在校生のまえでアンコール上演されるので、三年間に一度だけでもグランプリの栄誉に輝きたいとみながみな思うのです。

二年目から学級担任になり、私は決意しました。賢くたくましい生徒にするために自分のすべての力をぶつけよう、支えあい励ましあい力になりあう関係を無数に校内につくろう、と。苦しくつらい環境に身を置かなければ物がみえないだろう、自分を追いこまないと理想も信念も持てないだろうと思って、ソフトボール部の顧問に就きました。

酒量をコントロールできなくなった

世界旅行の体験や社会人としての活動をへて、私は飲酒をはじめた高校時代より数段たくましくなりました。しかし、他人の眼差しや思惑を気にする性癖はそのままですし、緊張性が高いのも治っていません。第五福竜丸事件の報道から発症し、その痼疾《こしつ》が日常生活の裂け目から、突然、「殺される」「自殺する」という形で現われるのも昔のままですし、夕暮れの荒野にひとり立っているような気分になります。やはり、飲酒にもとめるものは自己肯定の気分なのです。同時にまた、負けず嫌いで完全欲がつよいので、授業実践については教える準備は入念にやりますし、部活でも奮闘をつづけます。

私は社会人になってからも飲んできましたが、二七歳の盆休みに逸脱飲酒をやってしまいます。これは私の人生の転轍点《てんてつてん》になりました。その日、盆まえの部活の合宿も無事におわってホッとしていました。ふだんはウィスキーを嘗めるように飲み、酔っているでもなく醒めているでもないような境地を行くのですが、最寄駅で降りてから酒屋に寄り、ウィスキーのボトル、カップ酒、缶ビール、清酒紙パックを買いもとめました。

下着類の入ったバッグを自宅の居間に置くやいなや冷えたビールを飲み、それから一週間酒だけで生きます。酔えば二時間ほど眠り、醒めれば水割りを飲み、また、酔ってくれば寝るという飲み方で、全然飯も食わずに一週間をすごし、後年、自助グループでこういう飲み方が「連続飲酒」であることを知りました。アルコール依存症の病齢を前期、中期、後期に分類すれば、連続飲酒が後期の症状であることも学びました。

酒屋でウィスキー、カップ酒、缶ビール、清酒紙パックを混ぜてもとめたのもアル中らしい卑しさでしたが、これから自助グループに遭遇する日まで、連続飲酒と卑しい買い方がつづくのです。連続飲酒は一〇年間もつづけたのですが、年間の回数や一回あたりの日数も齢とともに増えていきます。私の連続飲酒は、例年一日のタイムラグもなく規則正しく、五月のゴールデン・ウィーク、お盆、夏休みの末期、二学期終業式、春休みに決まって発症するのです。

世の中には連続飲酒をしている酒客も少なくないのですが、「体が受けつけなくなった」、とか、「自然に飲めなくなった」と述懐して、その終点を語る人がいます。私は出勤日が迫ってきてピリオドを打ってきたので、それだけに離脱症状が強烈です。吐き気や脂汗、震えなどがあらわれ、不安や焦燥感、うつ状態も襲ってきます。私は一〇年間も離脱症状に苦しんできたのですが、毎回、焦燥感やうつ気分を発散させるべく檻のなかの熊よろしく家中をあるいていたものです。

連続飲酒の泥沼に墜ちたころから私の酒量は、糸の切れたタコのようにコントロール不能になります。結婚式の披露宴、クラス会、法事、忘年会……などの酒席にむかうとき、節酒を自分に言い聞かせますが、いつも失敗をくり返します。他の人がやめるときにやめられなくなったのも二七歳の連続飲酒以降のことなのです。

たとえば社会科の教員グループで年末に一泊旅行をしていました。宴会がおわり、同僚が寝るために各室にひきあげても、私が一人だれもいなくなった宴会場でウィスキーを飲んでいるのでした。そのあと私も不承不承、自室に戻りましたが、飲みたらず同僚たちの寝顔をみながら飲んだものです。法事にいくまえにも家で少々酒を飲んで下地をつくります。みんなと横一線で飲みだすと私だけがなかなか酔えないからです。

やはり初めて連続飲酒をした前後からより低級な店で飲むようになりました。立飲み屋は恥ずかしいと思って敬遠してきたのですが、要するに酔えばいいのだと考えて暖簾をくぐるようになりました。五〇代、六〇代ぐらいの客ばかりなので私の若さが目立ちます。

スナックやバーなどでも下には下があって、安い店に自然と足が向かうのです。酒屋で買う場合でも、日常、安価に酩酊することが最大の意義になってきましたので、酒類が一級から二級へと下がります。

安酒を粗末な立てつけの悪い店で、客が誰もいなくなるまで長時間にわたって飲むわけですから、二日酔いに苦しむことになります。

清友高校で迎えた生徒たちを持ちあがって卒業させて池島高校へ転勤しました。同校は学年一二クラスの大規模校で、旧大和川が氾濫して周辺が湖沼地帯の島のようになっていた昔日をつたえる地名「池島」を校名にしています。

池島高校でも日本史の授業で日朝交渉史を、世界史の授業でも朝鮮半島のうごきを随時挿入していたのですが、ある日、在日生徒が、

「いまは金田一文という名で通学していますが、私の本名は金一文です。在日韓国人です。本名をクラスで名乗りたいのです。手伝ってくれますか」

と言ってきました。高校の男子生徒である分際で、一人称に「私」をつかうので注目しました。この金田一文を支えるクラスの輪が広がり、在日社会の形成史も学習して、数か月後に本名宣言がなされました。教卓に両手を置いた金一文は、アボジやオモニの渡日談も織りまぜ、クラスのみんなにむかって感動的なスピーチをしたものです。

しばらくすると、職員室に金一文が現われ、

「私の素志は在日生徒が韓国を学び、日本人が在日に理解を深めるようにもっていくことにあるのです。そういう認識に立って、池島高校に韓文研、つまり韓国文化研究会をつくりたいのです。先生、顧問になってくれますか」

高校生のくせに「素志」ということばを使ったり、市会議員のような世故長《せこた》けた言いまわしをするのです。同時に私自身の価値観を共有してくれていると思え、悪い気がしませんでした。

在日生徒が生きいきと活動することに戸惑いを感じる日本人が少なくないなかで、池島韓文研は、八面六臂《はちめんろっぴ》の大活躍をします。

毎月、録音機をもって在日一世の渡日談の聴き取りをしました。ハングルの学習をつづけま

した。日朝関係史を勉強しました。週に一回、勉強したことで記事を書いた「韓文研ニュース」を校門で配布しました。

表面的な活発さとは裏腹に私の精神的破綻が進行していきます。

池島高校から帰宅する道で、お父さんらしい男性が小学生にみえる男の子とキャッチボールする光景を目撃することがありました。父子の親密さを見ただけで私の涙腺《るいせん》がゆるむのです。職員会議で私が意見をのべ、それにたいする反対意見がなされると、それだけで私はポロポロ涙をながします。

夏休み末期、二学期終業式などにほぼ決まった日にちから連続飲酒に陥っていましたが、毎回、これ以上飲めば苦しい結果になるとわかっていながら飲むことを優先するのです。離脱症状の耐えがたい苦痛を熟知していて飲むのでした。

同僚たちが、眉を曇らせて、

「自己否定がすぎますよ」とか「そこまで自己否定する必要がないよ」とアドバイスしてくれるようになったのですが、当の本人にはどこが自己否定なのか見当がつかないのです。

意思の持続力も衰えてきました。教育委員会が校長を通して、韓文研活動の手引きを原稿用紙五〇枚ほどにまとめてほしいと言ってきましたが、私にはエベレストに登攀《とうはん》するように思えてその分量に意思力の点で尻ごみしました。

昭和五八年二月四日に日本史の成績伝票を教務部にだして、三月末までの仕事がなくなりました。気を緩めた私は、夕方から未明にかけて清酒に換算したら一升三、四合を飲んだでしょう。翌朝、頭が割れるような二日酔いを押して出勤しました。私には出勤まえに飲んだり職場で飲んだりした経験がないのですが、初めて中継駅で迎え酒をしました。これが引き金になって一〇日間の連続飲酒の泥沼に墜ちました。

二月一四日に大阪府岸和田市にあるS病院にかつぎこまれます。同病院はアルコールの専門病院であり広田豊院長が、四〇分ほどの診察をへて、

「中本さんは完全なアルコール依存症です」

と宣じたのです。その瞬間、椅子から転げおちるほど驚きました。飲めばあれほどの酒害が出現するというのに自らはアルコール依存症であると認めず生きてきたのです。いやいや、アルコール依存症であるらしいと感じることも多々あったのでしょうが、もう一人の私が頑強に否定してきたのです。それはアルコール依存症にたいする猛烈な偏見や差別への防衛であったようです。

一か月弱の入院中、例会やミーティングが数多くあり、そこから酒害者に友情や信頼をもつようになりました。自販機のまえで酔い潰れるまで飲む情けなさは、

「私一人ではない」

と思いました。なだ・いなださんの著作と院内例会の体験談を根拠にして、

「アルコール依存症は病気であり、断酒することができる」

と確信しました。私には七歳と三歳の娘がいますし、妻とは共働きです。母とも同居しています。私は断酒の決意を固めました。次女が高校を卒業するまでは野垂れ死にするわけにいかない、妻を若い未亡人にするわけにいかない、親に先立つ親不孝も赦されないと思ったからでした。

三月一二日に退院して断酒会のN支部に入会し、職場にも復帰しました。例会には休まず遅れずにかよい、日曜日には記念大会とか研修会にも参加しました。若葉の美しい五月ごろから、断酒会にも会員・家族にも違和感をもちだします。やがて、

「あの連中はまごうかたなくアルコール依存症だが、自分はアルコール依存症でないようだ、少なくとも軽いアルコール依存症らしい、だから根を詰めて例会にかよう必要などない」

という想念が忍びこみ、しだいに膨れてきたのです。酒をやめきれない会員をバカにするようにもなってきました。

例会中に欠伸《あくび》をしたり、ちらちら腕時計をみたりするのです。客観的にはいつ退会したり再飲酒しても不思議でない状況がつづきます。

七月の最後の土日にM断酒会が大阪府下のある山の上のお寺で一泊研修会を開催します。灼熱の陽射しのなか、近畿はもとより、東海、北陸、中四国からも大勢が参加し、びっしり詰まった本堂で火柱の立つような烈しい体験談を交流させました。二日間にのべ約七〇人が雄叫びをあげました。研修プログラムの最後に専門病院長のW氏が語りだします。

「アルコール依存症は死ぬ病気で、どんどん死んでいきます。退院者の八年間にわたる追跡調

査統計では、四〇％が死んでいます。自助グループに加入している人びとも算入した数字だから、恐ろしいほど死亡率の高い死ぬ病気ですな」

と切りだしました。W院長が、

「退院していく患者には四種があります。まず、アルコール依存症であることを認めない連中であり、大半が一、二年で死ぬ。それからアルコール依存症であることを認めながら、家と申しますか一人での断酒を志向する連中です。こういう連中も大半が二、三年で死ぬ。アルコール依存症であることを認め、かつ自助グループにつながるんだけれど、例会の回数が少なくて死んでいく人びとがいます。永くやめていく人とは、アルコール依存症を認め、かつ自助グループに入会し、たえず断酒会活動をする人なんですよ」

　忍耐強くおおらかな感じの医師であるが、さらに、

「みなさんは、一日断酒と例会出席に立脚してやめていってください。一日ずつやめ、それをくり返し、実際に例会場に足をはこんで感動しながらやめてほしい」

と結ばれたのです。私は断酒への取組みが大甘で反省すること頻《しき》りでした。この一泊研修会の参加をとおして断酒に開眼したらしく、週当たりの例会回数をふやし、記念大会や研修会にも参加するようになりました。その後、一回も飲酒することなく今日まであるいてきましたが、私は自助グループの力の大きさに瞠目《どうもく》します。そのなかでも体験談の効果が際立っていて、依存症者をして断酒せしめ回復せしめるのです。

体験談の重さ

一回の例会で約二〇人が話します。毎週きまって週に三回例会にでていて、一週間に約六〇人の体験談を聴き、一年間で三、〇〇〇人になります。私の断酒会の在籍年数が三四年強だから、のべ一〇二、〇〇〇人ほどの話を聴いてきた勘定になります。

生命の叫びというか雄叫びというか、生きていく上でのぎりぎりのほとばしりを拝聴し、それが私の断酒と回復を生みだしてきたのです。

図3のとおり、前述の清水先生が体験談の奥には、人類の宇宙観や世界観、人間観を反映させた神話・民話があると述べている。これが体験談の原型をなし、これを市井の人が使えるように紡ぐのが原型の講釈師ないし語り部であるとされています。監督とされる人びとが原型に触媒効果をあたえて、役者をうごかして演劇、映画、文芸、音楽をプロデュースする。演劇、映画、文芸、音楽を愛好する話し手（断酒会員・家族）が、聴衆にむかって語るのですが、観客たる聴き手も自分物語の作品化の効果におおきな影響をおよぼすというのです。

清水さんは体験談に生命が与えられ、癒しがもたらされるためには、聴衆というか断酒会員・家族というか仲間というかそういう人びととの間に物語の共有がなければならないと説いてお

図３　自分物語の構造

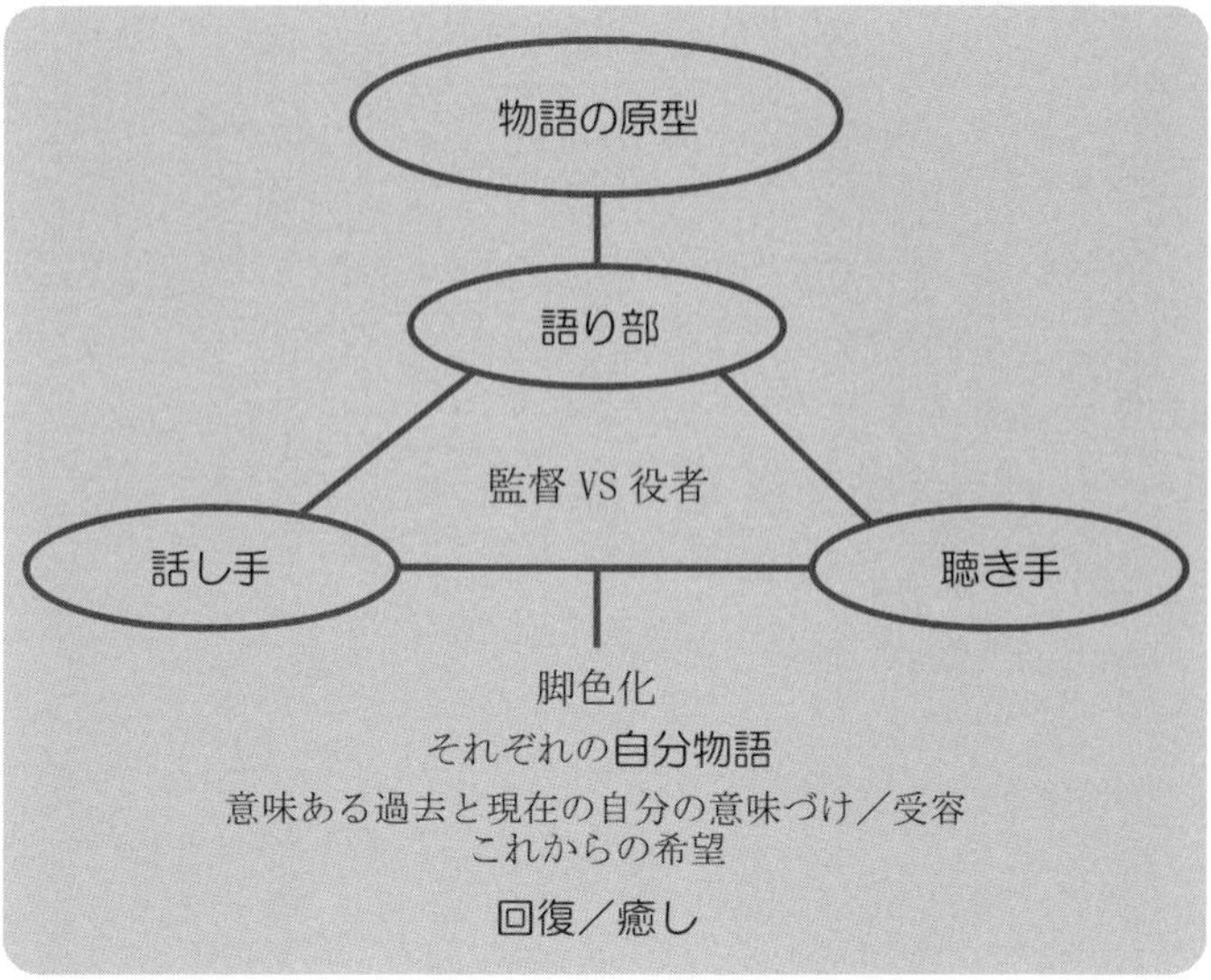

清水新二『アルコール関連問題の社会病理学的研究』

られます。

人の思惑や眼差しに必要以上に気をつかい、追われているような気分に陥りやすい私の性質・性格は断酒会員になってもつづいていました。疲れたときなどに、突然、殺されるとか自殺するなどという想念が湧くのも相変わらずです。

Ｓ病院では広田豊先生が遠方の病院長として転出され、森岡洋先生が院長に就任されました。二年ほど経ってから、森岡院長に色んな想念にかかわる九歳以来の苦しい思いを打ちあけました。森岡先生は言下に、「中本さんのは神経症です。つらいでしょうが、森田療法でよく治りますよ。中本さんは森田療法の本を読むだけで治ります」

と明言されたのです。数冊を読みながら、森岡院長の日記指導も受けました。症状はそのままにしておき為すべきことを為すという態度を身につけていくと、すっかり症状が消えました。九歳のときに発症していた神経症から四一歳にして解放されたのです。自分だけに現われているとか、困った病気だと思っていたのですが、多くの人びとが酷似した想念をもっていて、病気ではないということがわかり、永年の劣等感からも解放されました。

在日韓国人の高校生への取組みは断酒後もつづけ、定年まで関係しました。

昭和五八年九月一日、池島高校三年生の韓文研部長の李昌宰が、近畿郵政局に郵便外務職（いわゆる郵便屋さん）になろうとして受験願書を提出したのですが、受理を拒まれました。他の高校の三年生である孫秀吉も拒否されました。

募集要項に国籍条項を明記しているから、というのが局側の言い分です。私も李君も「募集要項の国籍要件には法的な根拠がない」と主張しました。

郵政省職員の採用方法は、人事院が試験を行う国家公務員採用試験と、それ以外の選考というものの二本立てなのです。

郵便外務職の採用試験は選考に当たるのです。国家公務員採用試験には人事院規則で国籍要件が残っているが、人事院規則の選考の部分と郵政省職員採用規定には国籍要件がまったく存在しないのです。

私は近畿郵政局の現物の募集要項をみましたが、確かに日本国籍を有する者に受験資格があると書かれてあります。その後、運動の高まりのなかで、戦後の早い時期に近畿郵政局が印刷し、使用した募集要項には国籍要件が書かれていないことがわかってきました。つまり、誰かがなんらかも目的をもって国籍条項を捏造《ねつぞう》したということです。

李君らが九月一日に願書を提出して大きな社会問題になったのですが、私の断酒会入会が同年三月であり、部活動顧問の私は、慢性離脱症候群の強いなかで、飲酒欲求の炎に焼かれながらも、近畿の主要ターミナルで街宣・署名活動したり、上京したりしました。

願書の受理を拒まれてから郵便外務職の国籍条項が撤廃され、李君と孫君が採用されるのに三年間がかかり、私もその間、授業・ソフトボール部・クラス担任、韓文研に情熱をそそぎながら、二人を支援しました。

自助グループがあったからこそ生きてこれた

私が教員になった昭和四〇年代は、在日韓国人の法的処遇は悲惨な状況にありましたが、日本政府が昭和五四（一九七九）年に国際人権規約を、また、昭和五七（一九八二）年に難民条約をそれぞれ批准して国際条約に加入しました。そして、在日外国人の市民的権利を念頭において、国内法の改正が行われたのです。要するに国際法との整合性が実現し、在日韓国人の法的処遇が世界標準になったのです。

そうしたことの結果として、公営住宅入居、国民年金、生活保護、国民健康保険、児童手当、児童扶養手当、国民体育大会などで改廃がすすみ、外国人登録証が廃止され、公務員の国籍要件の撤廃もすすみました。

よく友人や知人が私に、

「なぜ、酒をやめられたの？」

と質問することが多い。私ははっきりしたことは口外しないできたのですが、私自身は在日韓国人を愛してきたから酒をやめられたと思っています。

日本より五〇〇〇年ほど古い歴史があり高い文明を誇ってきた韓国が近代になって衰退し、植民地になり、食べていけなくなって日本に流入した。そして、在日を生きる立場になってからもごく普通の人間でありたいと願って、また韓国のこころを喪わずに来ました。それらの事実に私はおおきな尊敬と深い愛を覚えるのです。

脱腸帯を八年間も巻き、腰の傷に汗がしみる苦痛に泣き、脱腸のゆえに仲間はずれされてきた私にとって、在日韓国人こそこころの友なのです。

昔日にくらべて在日韓国人の市民的な処遇がいちじるしく改善されたことについて、ある日本人識者が国際人権規約と難民条約の批准が最大要因だと論評していますが、私はそうではないと思っています。在日韓国人自身が、当たりまえの普通の暮らしをもとめつづけたことが法的処遇改善の最大要因だと思っています。日本人の支援や世論形成にも大きなものがあります。

昭和五八年三月に断酒会に入会しましたが、同年秋に高知市内で松村断酒学校がひらかれました。私は同学校から帰る船のなかで、日本のアルコール関連問題を大幅にへらす方法をあきらかにして文書で世間にだしたいと決意しました。

私は夜明けの行燈《あんどん》のような薄らバカでありまして、決意したと格好よく書きましたが、そのころ、肝臓が右脇なのか左脇なのか、また酒類には醸造酒や蒸留酒などの種別があることを露知りませんでした。五一歳のころ、学級担任やソフトボール部監督をしながら修士課程にかよい、諸先生から政策を教えてもらっていました。ようやく六三歳になって酒害を大幅にへらす研究が完成しました。

自助グループに入会したとき、私の母は六九歳でした。私たちは共働きだったので、幼い娘二人は母に世話してもらっていたのです。所属している断酒会は毎年『せいりゅう』という酒害体験文集を発行していますが、母は私の入院中にバックナンバーをもらって読んだようです。

退院してきた私にむかって母が、

「例会に行きなはれ、今日一日だけゆう気になってやめていきなはれ」

とびっくりするようなことを言いました。母にはただの農家の主婦という経歴しかないのですが、断酒していくのに欠かせない一日断酒と例会出席の意味を悟っていたようです。

私が退職したころから母は頼りなくなり、私は朝夕、散歩につれだし手を握って一緒にあるきました。五、六年たって尿失禁するようになりましたが、妻がフルタイマーとして働きにでていた関係上、私が紙オシメを替えるようになりました。

また一、二年がたって一人で入浴できないようになりました。みていたら脱衣に時間がかかっていました。それより着衣がもっと難しいことがわかりました。肌着には両腕を通せるようになっていますが、それをパッチだと思って足を入れようとするのです。私が服を脱がせ、湯船に入れて、洗い、引きあげ、服を着せるようにしました。

また二年ほど経過したとき、母は自分でご飯を食べられなくなりました。そこで私が、一日三度、スプーンで一口ずつ食べさせるようになりました。いくらでも食べるのです。

そうした日に母は誤嚥《ごえんせい》性肺炎で入院しました。入院日から寝たきりになったのですが、この六〇日間ほどの入院中に介護病院の見学に夫婦でいき、病室を見て、即、最後は自宅で看取ろうと決心しました。

同じ町に住んでいる姉が定期的に母を見にきてくれ、頭髪を洗ったり爪を切ったりしてくれていました。誤嚥性肺炎から家に帰った母に介護チームが世話をしてくれます。内科のお医者さんも診にきてくれます。看護師さんもヘルパーさんもケア・マネージャーさんもきてくれていました。三か月ほど経った夜、急に容態が悪くなり、妻も私もあわてて母に大声でよびかけました。引き返してくれると思ったからです。しかし、遠くへ行ってしまいました。享年一〇〇歳でした。

記録的長寿になったのは、愚息のことが飲んでいた時代もやめてからも、心配で心配でたまらず安心して目を閉じることができなかったからだろうと思っています。

私は今春、断酒生活が三五年目に入りましたが、自分を肯定できなかった時代は遠い昔のことになりました。人の眼差し、思惑が全然気にならないし、追われているような気分にもなりません。人は人、自分は自分、そして仲よく、と思っています。妻はずっと支えてくれ、断酒の活動をいつも一緒にしてくれています。

＊QあんどA

Q　治るアルコール依存症もあるのですか？

A　「専門病院から退院してきた人に軽症の人はほとんどいませんが、そういう人びとのなかにも節酒できるきわめて少数の人がいます。あまりにも少数であるため通常の酒害者のモデルにはならないのです」

Q　来月、退院する予定ですが、少しだけ飲むのもいけないのですか？

A　「少量の酒も酔いをもたらしますから、少しだけ飲むのも破滅につながります」

Q　妻と暮らしているのですが、例会には妻もでたほうがいいのですか？

A　「家族にも例会を必要とする面が多くありますし、家族が出席することで当事者のソブラエティの確率が高まります。重要局面では一人の判断より複数の判断のほうが安全性が高まります」

Q　自助グループに入会するつもりですが、ミーティング（例会）の頻度は週一回ではダメでしょうか？

A「ミーティングで感じたことが冷めないように活動する必要があります。レクリエーション、研修会、大会など断酒している人びとが多く集まっている場所へ積極的に出席することが大切だと思います。そうすればミーティングにも週に二回、三回と出席したい気持ちが湧いてくるでしょう。断酒活動を積極的に行うことが何よりたいせつなのです」

Q自助グループにつがって一か月ほどになります。抗酒剤を服用すべきでしょうか?

A「抗酒剤を飲んでいれば暴発的な再飲酒は防げますし、日常的に飲酒欲求もかなり抑えられます。抗酒剤を服用していれば酒が飲めないという安心感が生じます。家族のまえで服用すれば家族も安心できます」

Qアルコール依存症という診断を受けてから五回も入退院をくり返したあと、やっと断酒一年半ができていましたが、最近また飲みだしています。自己嫌悪でいっぱいですが、やめられるでしょうか?

A「何回失敗していても再起をめざすところに意味があるのです。やめられるでしょうか、ではなく、やめる方法を見つけ、それを実践していくことです。いままでのソブラエティで足りなかったものを見つけてください」

Q自助グループにかよっているのですが、最近、アルコール依存症者に嫌悪を感じるようになり、私は彼らを傷つける発言をするようになっています。退会したほうがいいでしょうか？

A「自分の酒害を掘りさげて正直に語っていけば、嫌悪感もちいさいものになるでしょう。もし、嫌悪を感じても人を傷つけないことです。永く接していけば魅力的な人びとだと思える日もくるでしょう。退会は破滅です」

Q 一生懸命に一九年間断酒に励んできたのですが、後輩は会長や事務局長になって活躍しています。自分には断酒しかなく情けない。私もそういう道をもとめたほうがいいでしょうか？

A「アルコール依存症になってからは断酒できていて、仲間がいることがいちばん幸福なことです。我この道より生きる道なし、ゆえに我この道を行くという気概をもってください」

閉講のことば

日本は飲むことと酔うことに超寛容な飲酒文化をもっていますが、日本の飲酒人口の五五％に該当する約三、四〇〇万人が飲みすぎ状態であるとされています。また、一日に三合以上を飲む多量飲酒者やアルコール依存症者の推定数は国際的には多いとされています。あまつさえ多量飲酒者とアルコール依存症者は、近年、激増しています。

日本では、アルコール依存症を啓蒙する本や禁酒を説く本がかなり多く発行されるようになりまして、約三、四〇〇万人の飲みすぎ状態の人びとにとって役立つことが多いでしょう。今から三十数年まえまではそうした文献がほぼ絶無に近い状況であったことを想えば、こころ強くなってきました。

しかし、アルコール依存症や禁酒を説く本はただそれだけを内容としておりまして、それらの背後にある日本の文化構造や、欧米先進国から見た日本のアルコール政策の遅れに言及していないのです。

私は酒をやめなければならない人びとやその家族の利益になることを書こうとしました。それが第二講「酒害者を医療につなぐ」であり、第三講「酒を断ちつづける方法」なのですが、第一講「酒と日本人」からも有益な情報を得ていただけるでしょう。

我が国では飲むことと酔うことに超寛容な文化をもつだけでなく、アルコールにまつわる現状認識も大甘というか楽観視しすぎていると思われます。

よく知られたことですが、アルデヒド脱水素酵素（ＡＬＤＨ）にはＡＬＤＨ２とＡＬＤＨ１がありますが、日本人の約半数は、生まれつきＡＬＤＨ２の活性が弱いか欠けています。つまり、日本人にはアルコールに弱い人が多いのです。逆にいえば、ＡＬＤＨ２の不活性型と失活型があわせて半数近くになっていることが、日本におけるアルコール問題発生のブレーキになっているということです。しかし、国はこうした内蔵しているブレーキを過大評価してきたようです。

国は古くから適正飲酒を国民に訴えてきたのですが、適正飲酒はほんとうに必要なもので欠かすわけにはいきません。ただし、国は適正飲酒が必要だとする知識を普及させることに終始していて、国民の適正飲酒実現のために、①酒価、②小売、③広告を規制することを打ちださなかったし、現在も打ちだせないでいるのです。

国のこうした方針は一貫したもので、たとえば昭和五四（一九七九）年におけるＷＨＯの「アルコール消費総量をへらすあらゆる取組みをするように」という要請を日本の国は無視しましたし、平成一二（二〇〇〇年）に策定された「健康日本21」でも、一日平均一合弱が適正量だとする知識の普及に終始しました。平成二五（二〇一三）年に制定されたアルコール健康障害対策基本法でも、アルコール依存症とアルコールによる健康障害の対策に終始していて、前述の①、②、③の規制を打ちだし、そのことからアルコール消費総量を削減しようとする政策が見あたらないのです。これは非常に困ったことですし、欧米先進国からいっそう遅れるでしょう。

しかし、三十数年まえまでとは明瞭に異なって、現在は、アルコール問題に関心をもつ市民が増えています。市民は、アルコール依存症やアルコールがらみの疾病にとどまらず、配給制、専売制、法定購入可能年齢、サーバーの責任性、課税、価格政策、教育・啓蒙、初期介入……などにむかって眼をむけるようになっています。

現状、①酒価、②小売、③広告を規制して、消費総量をへらすべく取組んでいる人は少ないのですが、やがて市民たちが適正飲酒実現の実質化をもとめて立ちあがるでしょう。そして、国民一人当たりの酒類消費量の増減が、アルコール対策の有効性を判定するメルクマールになるでしょう。

社会評論社の松田健二さん、板垣誠一郎さん、本間一弥さんにはたいへんお世話になりました。こころからお礼を申し上げます。

平成二九年盛夏

中本新一

〔参考文献〕

第一講

・天笠啓裕『知っていますか？　医療と人権一問一答』解放出版社
・アルコール問題全国市民協会『アルコールで悩むあなたへ』　亜紀書房
・アルコール薬物問題全国市民協会『アディクション』ＡＳＫ
・アルコール保健指導研究会『アルコール保健指導マニュアル』　社会保険研究所
・榎本稔　安田美弥子『アルコール依存症』　太陽出版
・楠敏雄　姜博久『知っていますか？　障害者の人権一問一答』解放出版社
・小宮山徳太郎　重盛憲司　『お酒と健康』　アルコール健康医学協会
・児玉正孝　米田栄之『酒をやめたい人のために』星和書店
・斎藤学編『アルコール依存症に関する１２章』有斐閣
・清水新二『アルコール関連問題の社会病理学的研究』ミネルヴァ書房
・清水新二『酒飲みの社会学』素朴社
・田中孝雄『飲酒症』　中央公論社
・中本新一『脱アルコール依存社会をめざして』明石書店
・なだ・いなだ『アルコール中毒　物語風』五月書房
・なだ・いなだ『アルコール問答』岩波書店
・森岡洋『アルコール症の正体と治し方』白揚社

・吉田元『江戸の酒』岩波書店

第二講
・猪野亜朗　高木敏『アルコール依存症　治療・回復の手引き』小学館
・今道裕之『こころをはぐくむ　アルコール依存症と自助グループのちから』東峰書房
・世良守行『アルコール依存症の早期発見とケアの仕方』日東書院
・なだ・いなだ『アルコール中毒　社会的人間としての病気』紀伊國屋書店
・森岡洋『アルコール依存症を知る！』ＡＳＫ
・森岡洋『誌上アル中教室』星和書店
・米田栄之『アルコール依存症　その心の癒しと回復』星和書店

第三講
・アルコホリクス・アノニマス『どうやって飲まないでいるか』ＡＡワールド・サービス社
・アルコール薬物問題全国市民協会『「酒のない人生」をはじめる方法』ＡＳＫ
・アレン・カー　阪本幸子（訳）『禁酒セラピー』ＫＫロングセラーズ
・猪野亜朗『あなたが変わる　家族が変わる』ＡＳＫ
・猪野亜朗『アルコール依存症とその予備軍』永井書店
・猪野亜朗『アルコール性臓器障害と依存症の治療マニュアル』星和書店
・岩田泰夫『セルフヘルプ運動とソーシャルワーク実践』やどかり出版
・岡知史『セルフヘルプグループ』星和書店

・風見豊『改訂版　ただいま回復中』クムラン
・高知県断酒新生会『断酒会　依存から創造へ』
・全日本断酒連盟『断酒必携　指針と規範』
・全日本断酒連盟『断酒会　語録に学ぶ』
・野口裕二『アルコホリズムの社会学』日本評論社
・樋口進『アルコール依存症から抜け出す本』講談社
・中島らも『今夜、すべてのバーで』講談社文庫

第四講

・AA日本出版局『十二のステップと十二の伝統』AA日本ゼネラルサービスオフィス
・麻生克郎『アルコール問題に世界はどう取組んでいるか』
・井手敏弘『酒と日本人』三一書房
・海野弘『酒場の文化史―ドリンカーたちの華麗な足跡』東京創元社
・大熊一夫『新ルポ・精神病棟』朝日新聞社
・大熊一夫『ルポ・精神病棟』朝日新聞社
・葛西賢太『断酒が作り出す共同性　アルコール依存からの回復を信じる人々』世界思想社
・加藤百一『日本の酒　5000年』技報堂出版
・神崎宣武『酒の日本文化』角川学芸出版
・神崎宣武『三三九度』岩波書店
・小泉武夫『酒の話』講談社
・河野裕明・大谷藤郎編『わが国のアルコール関連問題の現状』厚健出版

・小林哲夫『松村春繁』ＡＳＫ
・坂口謹一郎『日本の酒』岩波書店
・清水新二『アルコール関連問題の社会病理学的研究』ミネルヴァ書房
・全日本断酒連盟『アルコール依存症　偏見対策マニュアル』
・全日本断酒連盟『向き合おう！　家族』
・月乃光司『人生は終わったと思っていた』新潟日報事業社
・Ｄ・Ｗ・グッドウィン『アルコール症の事実』星和書店
・野口裕二『アルコホリズムの社会学』日本評論社
・信田さよ子『依存症』文芸春秋
・真先敏弘『酒乱になる人、ならない人』新潮社
・森浩一編『味噌・醤油・酒の来た道』小学館
・森岡洋『アルコール依存症家族に贈る「回復の法則」２５』アスク・ヒューマンケア
・宮尾登美子『蔵』上巻　下巻　中央公論社
・吉澤淑『酒の文化史』丸善
・和歌森太郎『酒が語る日本史』河出書房

第五講
・Ｍ・ジェリネック『アルコホリズム　アルコール中毒の疾病概念』岩崎学術出版社
・清水新二『アルコール関連問題の社会病理学的研究』ミネルヴァ書房

○著者紹介

中本新一(なかもと しんいち)

1945年生まれ。同志社大学大学院博士後期課程修了。博士(政策科学)。
1983年2月、専門医から「完全なアルコール依存症」と診断されて自助グループに入会、酒を飲まない生き方を選んだ。2013年に断酒歴30年を表彰され、72歳の現在も感謝しながら例会と断酒をつづけている。

〔著書〕
『勇者が拳を固めるとき』(成文堂、1971年)
『五組新聞奮戦記』(神保出版会、1992年)
『ザ・教育困難校』(三一書房、1995年)
『酒はやめられる』(三一書房、1999年)
『アルコール依存社会』(朱鷺書房、2004年)
『脱・アルコール依存社会をめざして』(明石書店、2009年)
『仲間とともに治すアルコール依存症』(明石書店、2011年)
『酒の悩みのない社会へ』(阿吽社、2013年)
『今日一日だけ——アル中教師の挑戦』(社会評論社、2015年)
『ヤバすぎる酒飲みたち!　歴史にあらわれた底なしの酒客列伝』(社会評論社、2016年)

酒のやめ方講座

2017年9月10日　初版第1刷発行

著　者————中本新一
装　幀————中野多恵子
発行人————松田健二
発行所————株式会社 社会評論社
東京都文京区本郷2-3-10
電話：03-3814-3861　Fax：03-3818-2808
http://www.shahyo.com

組　版———— Lunaエディット.LLC
印刷・製本——倉敷印刷 株式会社

Printed in japan